Gehirn und Auge

Gehirn und Auge

Kurzgefaßte Darstellung der physiopathologischen
Zusammenhänge zwischen beiden Organen, sowie
der Augensymptome bei Gehirnkrankheiten

von

Robert Bing

Professor an der Universität Basel

Zweite, vermehrte und neubearbeitete Auflage

Mit 59 zum Teil farbigen Abbildungen

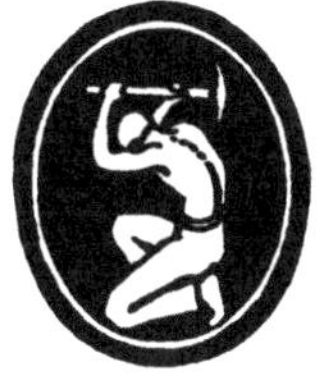

Springer-Verlag Berlin Heidelberg GmbH
1923

ISBN 978-3-642-89542-5   ISBN 978-3-642-91398-3 (eBook)
DOI 10.1007/978-3-642-91398-3

Dem Andenken meines Lehrers

Carl Mellinger

(1858—1917)

Professor der Ophthalmologie an der Universität Basel

Vorwort.

In folgendem werde ich, unter Verzicht auf alles Nebensächliche,
unter möglichster Vermeidung kontroverser Gegenstände und unter Berücksichtigung der zahlreichen neuen Kenntnisse, welche uns seit Erscheinen
der ersten Auflage dieser Schrift vermittelt worden sind, dem heutigen
Wissensstande von den Wechselbeziehungen zwischen Gehirn und Auge,
dem wichtigsten Grenzgebiete zwischen Neurologie und Ophthalmologie,
eine möglichst knappe, zusammenfassende und anschauliche Darstellung
widmen. Selbstverständlich werde ich dabei alles auf die Untersuchungstechnik
bezügliche nicht berücksichtigen, weil hier der Nervenarzt vom Augenarzte,
für den ja dieses Buch in erster Linie bestimmt ist, zu lernen hat, und
nicht umgekehrt. Aus demselben Grunde sollen Dinge wie die sog. „Keratitis
neuroparalytica“, die Sensibilitätsstörungen der Hornhaut, der Herpes zoster
usw. höchstens beiläufig in den Kreis der Betrachtungen einbezogen, nicht
aber eingehend besprochen werden. Dagegen wurde, dem Wunsche neurologischer Leser nachkommend, für Wiedergabe einiger guter Bilder typischer
Augenhintergrundsveränderungen Sorge getragen.

Basel, Ostern 1922.

Robert Bing.

Inhaltsverzeichnis.

A. Anatomie, Physiologie und Physiopathologie der Augenbewegungen und Pupillenreaktionen.

I.

Wenn wir an die Betrachtung der Mechanismen herantreten, welche die Funktionen unserer Augenmuskeln beherrschen, so ist es empfehlenswert, sich zunächst vor Augen zu halten, inwiefern hier e i n e r s e i t s Ver-

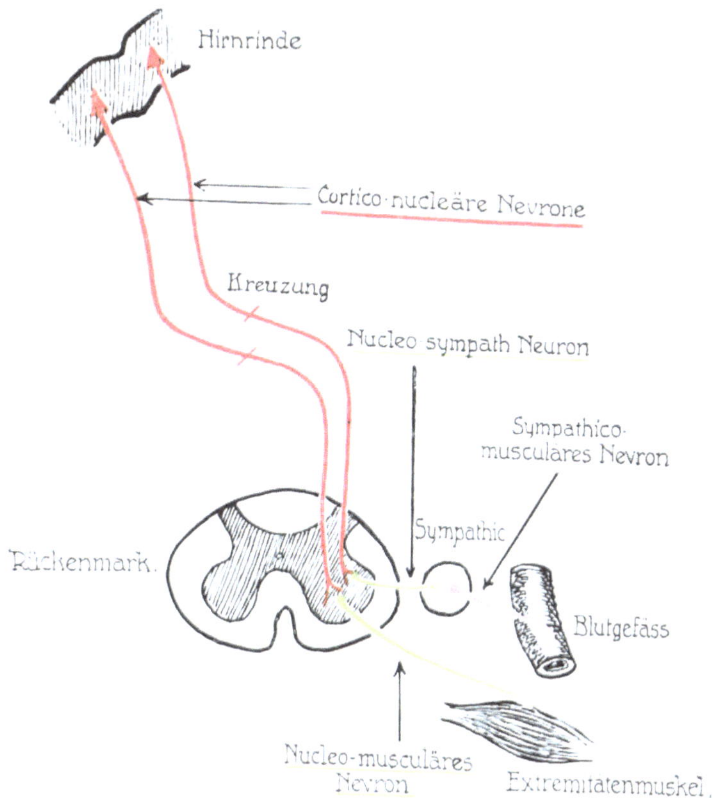

Fig. 1. Allgemeines Schema der motorischen Innervation.

hältnisse obwalten, die für die G e s a m t h e i t der motorischen Innervationen Geltung haben, und inwiefern wir es a n d e r s e i t s mit Dingen zu tun haben, durch die den Augenmuskeln eine physiologische S o n d e r s t e l l u n g zukommt.

Fig. 1 zeigt an den Verhältnissen der Rückenmarksnerven das allgemeine Schema der motorischen Innervation. Wir sehen, daß letztere sich für die willkürliche, gestreifte Muskulatur etwas einfacher gestaltet, als für die unwillkürliche, glatte. — Im ersteren Falle findet nämlich die Reizüberleitung vom motorischen Rindenzentrum zum Muskel durch eine Kette von nur zwei Neuronen statt, dem kortikonukleären oder supranukleären Neuron (beim gewählten Beispiele durch die Pyramidenbahn repräsentiert) und dem nukleomuskulären oder infranukleären Neuron (das hier von den Rückenmarksvorder-

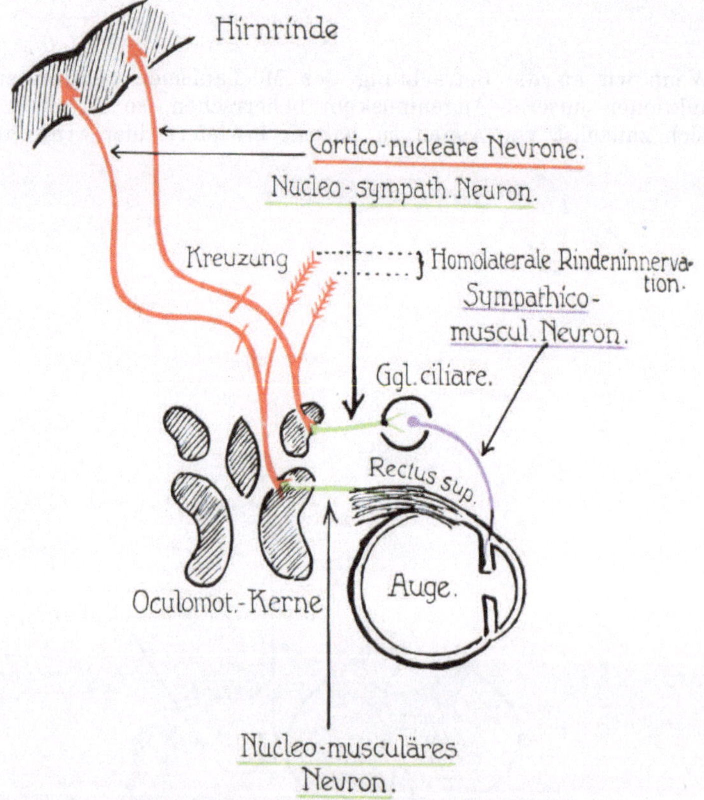

Fig. 2. Schema der Innervation im Okulomotoriusgebiete.

hörnern durch die vorderen Wurzeln in die peripheren motorischen Nerven gelangt). — Für die Innervation der glatten, unwillkürlichen Muskulatur (also der Gefäßwände, Hohleingeweide usw.) besteht jedoch die Neuronenkette aus drei Nerveneinheiten, indem der periphere Trajekt von einer Etappe im Sympathikus unterbrochen ist, so daß hier das einheitliche nukleomuskuläre Neuron der willkürlichen Innervation durch ein nukleosympathisches und ein sympathikomuskuläres substituiert ist.

Fig. 2 stellt grobschematisch die entsprechenden Verhältnisse im Gebiete des Okulomotoriuskernes dar. Als prinzipielle Übereinstimmung ist hervorzuheben, daß den gestreiften Muskeln (hier z. B. dem Rectus superior) die kortikalen Impulse nur durch ein kortikonukleäres oder supranukleäres und durch ein nukleomuskuläres oder infranukleäres Neuron zugeleitet werden, während für die glatten Augenmuskeln die obligatorische Zwischenstation im Ganglion ciliare gegeben ist. — Das Ganglion ciliare gehört zum „kranialautonomen" System, also zum Sympathikus im weiteren Sinne [1]); in ihm geht der Innervationsreiz von den weißen, markhaltigen Fasern der nukleosympathischen Neurone auf die grauen, marklosen Fasern der sympathikomuskulären über. — Zum Unterschiede von der großen Mehrzahl unserer sonstigen Muskeln sind nun aber die Augenmuskeln nicht bloß von der gegenüberliegenden Großhirnhemisphäre aus supranukleär innerviert, wie es Fig. 1 zeigt, sondern auch von der gleichseitigen. Daraus ergibt sich als erste physiopathologische Folgerung, daß Augenmuskellähmungen fast niemals durch supranukleäre Läsionen entstehen, also z. B. dem klassischen Bilde der zerebralen Hemiplegie durchaus fremd sind. Denn auch nach Wegfall des Einflusses der einen Hemisphäre fließen den Augenmuskelkernen aus der intakt gebliebenen anderen Großhirnhälfte die zu ihrer Funktion notwendigen Impulse weiter zu. Eine Ausnahme von dieser Regel macht die Ptosis: ist doch eine isolierte gekreuzte Lähmung des Levator palpebrae bei einseitigen Rindenläsionen nicht ganz selten, woraus wir schließen dürfen, daß bei einer relativ beträchtlichen Anzahl von Individuen die kortikale Innervation dieses Muskels eine überwiegend kontralaterale ist.

Die bilaterale Rindeninnervation ist bekanntlich nicht das ausschließliche Privileg des Okulomotorius, Trochlearis und Abduzens. Sie kommt vielmehr auch dem oberen Fazialis, dem Trigeminus, dem Vagus, Glossopharyngeus, zum Teil auch dem Akzessorius und Hypoglossus zu, so daß auch die Kau-, Schluck-, Kehlkopf- und oberen Gesichtsmuskeln von der zerebralen Hemiplegie nicht in gröberer Weise tangiert werden; dasselbe gilt, auf dem Gebiete der Rückenmarksnerven, von den meisten Rumpfmuskeln. Ich möchte aber in Hinsicht auf den oberen Fazialis doch darauf hinweisen, daß sich nach Schlaganfällen ein gewisses Manko an Innervationskraft im Frontalis und im Orbicularis palpebrarum auf der dem Gehirnherde entgegengesetzten Seite fast immer feststellen läßt. Die Augenbraue steht vielleicht etwas tiefer, und das Auge kann nicht oder weniger lange isoliert geschlossen gehalten werden, als auf der Gegenseite.

Um nun etwas genauer auf den Aufbau der die Augenbewegungen beherrschenden nervösen Apparate einzugehen, ist es empfehlenswert, mit der Betrachtung histologischer Schnitte durch die Kerne des III., IV. und VI. Augenmuskelnervenpaares zu beginnen.

Fig. 3 stellt einen in frontaler Richtung durch die Hirnschenkel und das vordere Vierhügelpaar gelegten Schnitt dar. — Der Okulomotoriuskern, an dem man einen medialen und einen lateralen Anteil schon grob morphologisch unterscheiden kann, liegt in der Hirnschenkelhaube dicht unter dem Ventrikel, der hier zum Aquaeductus Sylvii verengt ist. Die Okulomotoriuswurzelfasern ziehen zur Basis, wo der Stamm des Nerven am

---

[1]) Der Ausdruck „sympathisch" im engeren Sinne wird neuerdings für das System des Grenzstranges reserviert; „autonom" nennen wir dagegen die viszeralen nervösen Apparate im Bereiche des Kopfes und der Beckenorgane, für die auch die Bezeichnung „parasympathisch" gebräuchlich geworden ist. Das „kranialautonome" System steht in Verbindung mit dem Mittelhirn und dem verlängerten Marke, das „sakralautonome" mit dem zweiten, dritten und vierten Segment der Medulla spinalis. Zum kranialautonomen System gehören, außer dem Ganglion ciliare, das Ganglion oticum und das Ganglion sphenopalatinum, zum sakralautonomen der Plexus hypogastricus und die Ganglia pelvica.

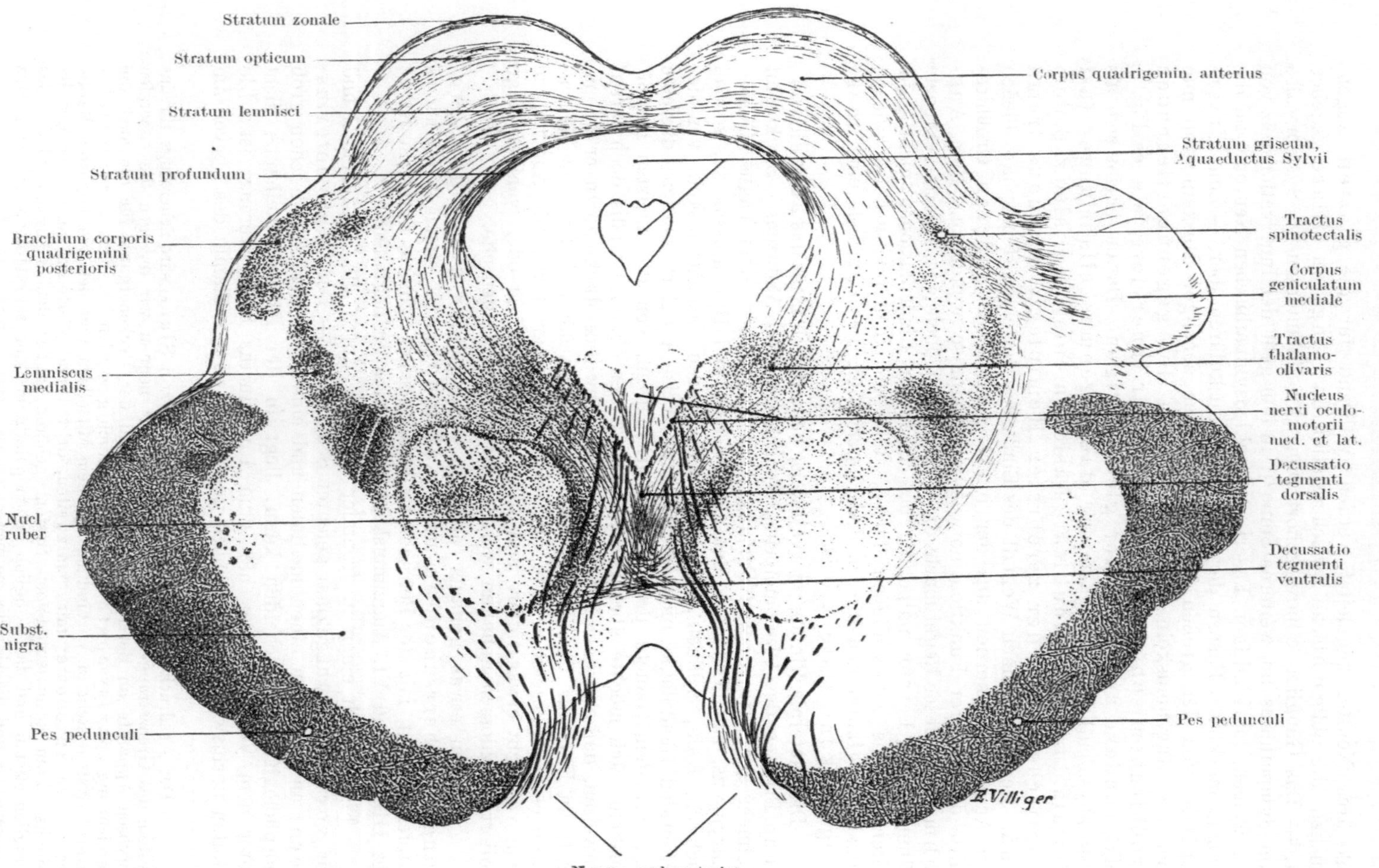

Fig. 3. Frontalschnitt durch den Hirnstamm in Niveau der Okulomotoriuskerne. (Aus: Villiger, Gehirn und Rückenmark.)

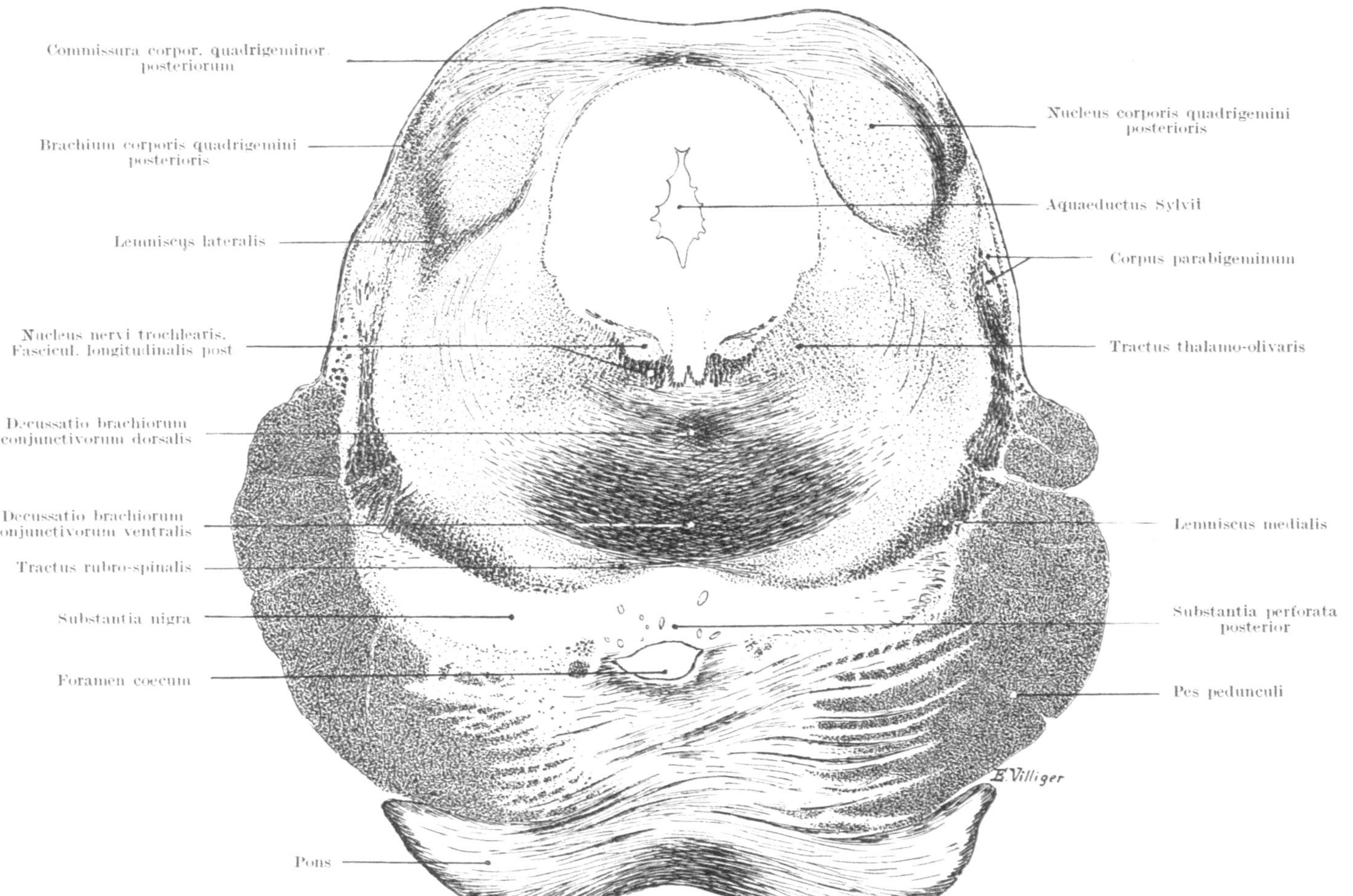

Fig. 4. Frontalschnitt durch den Hirnstamm im Niveau des Trochleariskernes. (Aus: Villiger, Gehirn und Rückenmark.)

medialen Rande des Hirnschenkelfußes zum Austritt gelangt; auf diesem
Wege durchziehen zahlreiche Wurzelfasern den Nucleus ruber tegmenti.

Der Schnitt von Fig. 4 geht durch das hintere Vierhügelpaar. Hier
liegt, ebenfalls unter dem Sylvischen Aquädukt und in derselben Flucht wie
weiter vorne der Okulomotorius, der nächste Hirnnervenkern, derjenige des
Trochlearis. Er ist streng paarig, ein medialer Anteil fehlt. Unmittelbar
ventral ihm angeschlossen ist das hintere Längsbündel zu sehen, dessen
fundamentale Bedeutung für die Koordination unserer Augenbewegungen
wir bald besprechen werden. Die aus dem Trochleariskerne hervorgehen-
den Nervenfasern können wir nur ein Stück weit dersolateralwärts verfolgen, dann verschwinden sie aus dem Schnitte, denn sie wenden sich
gleichzeitig auch kaudalwärts. Ihren Austritt aus dem Gehirn mag uns die

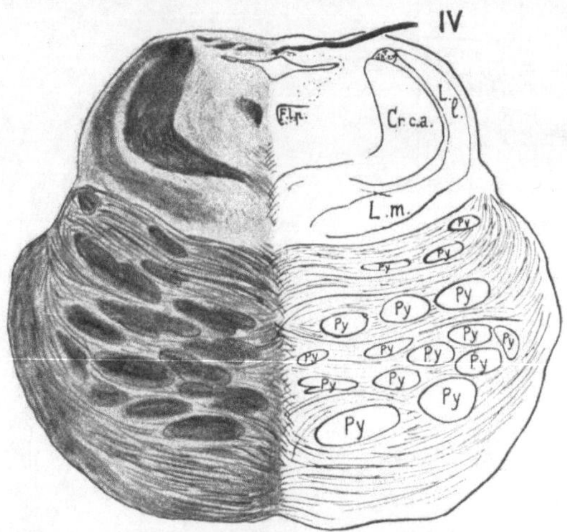

Fig. 5. Schnitt durch das vorderste Drittel der Brücke mit Trochlearisaustritt (halb-
schematisch).
(Aus: Bing, Kompendium der topischen Gehirn- und Rückenmarksdiagnostik. V. Aufl.
Berlin-Wien. Urban und Schwarzenberg 1922.)
IV = Trochlearis. *F. l. p.* = Fasciculus longit. posterior. *L. l.* = Lemniscus lateralis.
L. m. = Lemniscus medialis. *Cr. c. a.* = Crus cerebelli anterius. *T. sp. c. v.* = Tractus spino-
cerebellaris ventralis. *Py* = Pyramiden.

halbschematische Fig. 5 veranschaulichen; er erfolgt nach einem totalen
Übertritt auf die Gegenseite, an derjenigen Stelle, wo der Aquädukt sich in
die Rautengrube eröffnet, und zwar im Bereiche des dorsalen Gebildes,
welches als das vordere Marksegel (Velum medullare anterius) bekannt ist.
— Der Nervus trochlearis ist bekanntlich als einziger unter allen Gehirn-
nerven durch seinen dorsalen Austritt gekennzeichnet. Einige Forscher
erklären diese merkwürdige Sonderstellung phylogenetisch: der Trochlearis
sei ursprünglich der Nerv eines Muskels für das „Parietalorgan" gewesen.

Gehen wir nun vom vorderen Drittel der Brücke kaudalwärts zu dem
hinteren Ende vor (Fig. 6), so sehen wir, ganz oberflächlich unter der
Rautengrube gelegen, die beiden Abduzenskerne und die aus ihnen her-
vorgehenden Wurzelfaserkomplexe. Wir können letztere nicht bis zum Austritt aus dem Hirnstamme verfolgen, weil dieser nicht in der gleichen
Schnittebene, sondern ca. 1 mm rückwärts beim Übergang der Brücke ins
verlängerte Mark vor sich geht, und zwar nahe an der Mittellinie. Über
den Abduzenskern ziehen bogenförmig die Wurzelfasern des Fazialis, indem

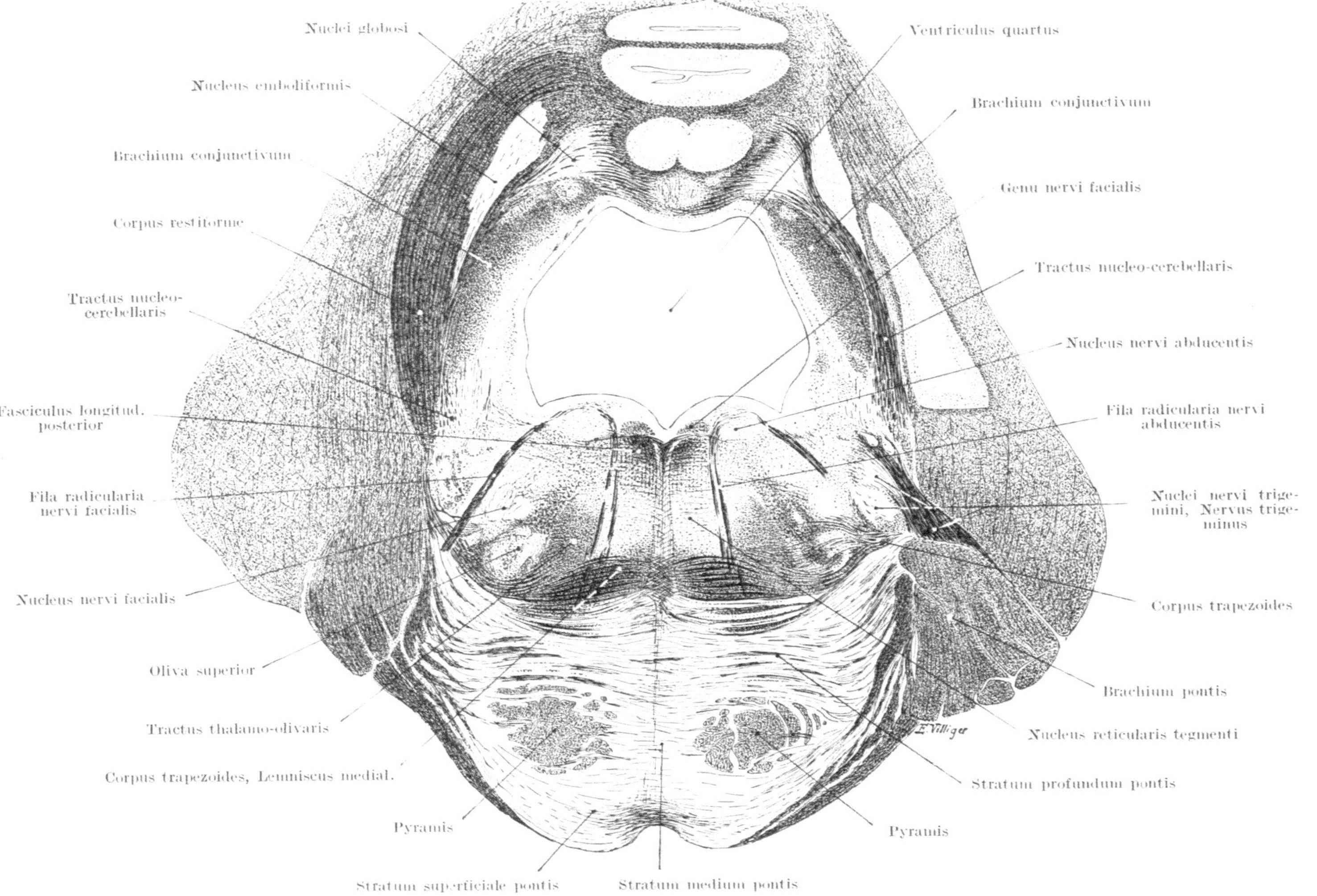

Fig. 6. Frontalschnitt durch den Hirnstamm im Niveau des Abduzenskernes. (Aus: Villiger, Gehirn und Rückenmark.)

sie das sog. „Fazialisknie" bilden, das bekanntlich als Eminentia teres am Boden des vierten Ventrikels prominiert. — Das hintere Längsbündel ist auch hier sehr deutlich, wie immer in nächster Nähe der Augenmuskelkerne.

Gegenüber der strukturellen Einheitlichkeit, die sich im Aufbau der Kerne des Trochlearis und Abduzens kundgibt, gestalten sich, wie schon angedeutet, die Verhältnisse beim Okulomotorius dadurch viel komplizierter, daß die einzelnen von diesem Nerven versorgten Muskeln im Kerngebiete durch räumlich getrennte Zellgruppen repräsentiert sind.

Fig. 7 zeigt die Okulomotoriuskerne, wie sie sich darstellen würden, wenn man sie durch eine durchsichtig gemachte Vierhügelregion von oben betrachtete.

In einer derartigen Horizontalprojektion erkennen wir drei distinkte Gebilde, nämlich

1. Die paarigen, kleinzelligen Lateralkerne oder Westphal-Edingerschen Kerne;

2. die gleichfalls paarigen, großzelligen Lateralkerne und

3. den unpaarigen, kleinzelligen Medialkern.

Von diesen Kernen besitzt der großzellige Lateralkern die größte Längenausdehnung und in ihm reihen sich von vorne nach hinten die Ursprungsstätten der 5 vom Okulomotorius versorgten äußeren Augenmuskeln in der Weise aneinander an, wie ich es (mich im wesentlichen auf die Untersuchungen Bernheimers stützend) in Fig. 8 angedeutet habe.

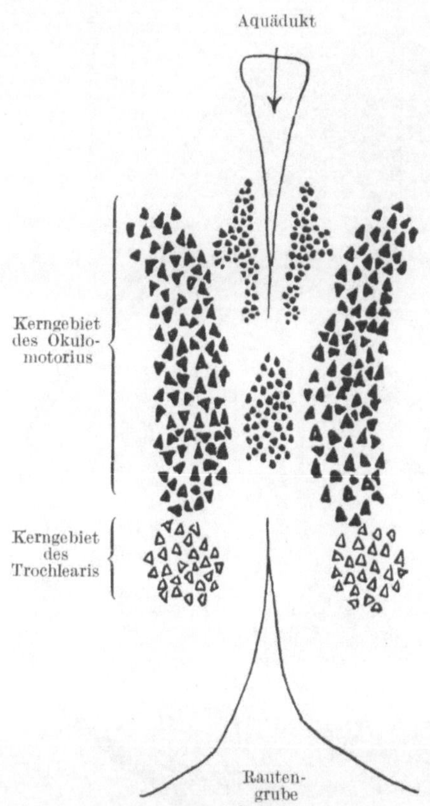

Fig. 7. Die Gegend unter dem Aquaeductus Sylvii in Horizontalprojektion. (Nach Edinger.)

1. Das Zentrum für den Levator palpebrae superioris;
2.   „   „   „   „ Rectus superior;
3.   „   „   „   „ Rectus internus;
4.   „   „   „   „ Obliquus inferior;
5.   „   „   „   „ Rectus inferior.

Nun stoßen wir auf eine weitere Abweichung der Augenmuskelinnervation vom allgemeinen motorischen Innervationsschema der Fig. 1 (S. 1). Während nämlich die für den Levator palpebrae und den Rectus superior bestimmten Fasern, wie auf Fig. 2 (S. 2) angedeutet, zum Auge der gleichen Seite hinziehen (in anderen Worten: ihre nukleomuskulären Neurome im Gegensatze zu den kortikonukleären ungekreuzt verlaufen — durchaus wie es im Bereiche der Rückenmarksnerven der Fall ist! —) sehen wir bei den kaudaleren, vom

Okulomotorius abhängigen Augenmuskelkernen andere Verhältnisse: Obliquus inferior und Rectus internus weisen neben dem gleichseitigen Ursprunge der Wurzelfasern auch einen gekreuzten
Ursprung auf und beim Rectus inferior überschreiten sogar sämtliche
Wurzelfasern die Mittellinie!

Sind die großzelligen Kerne des Okulomotorius für die äußeren
Augenmuskeln bestimmt, so beherrschen seine kleinzelligen Kerne die

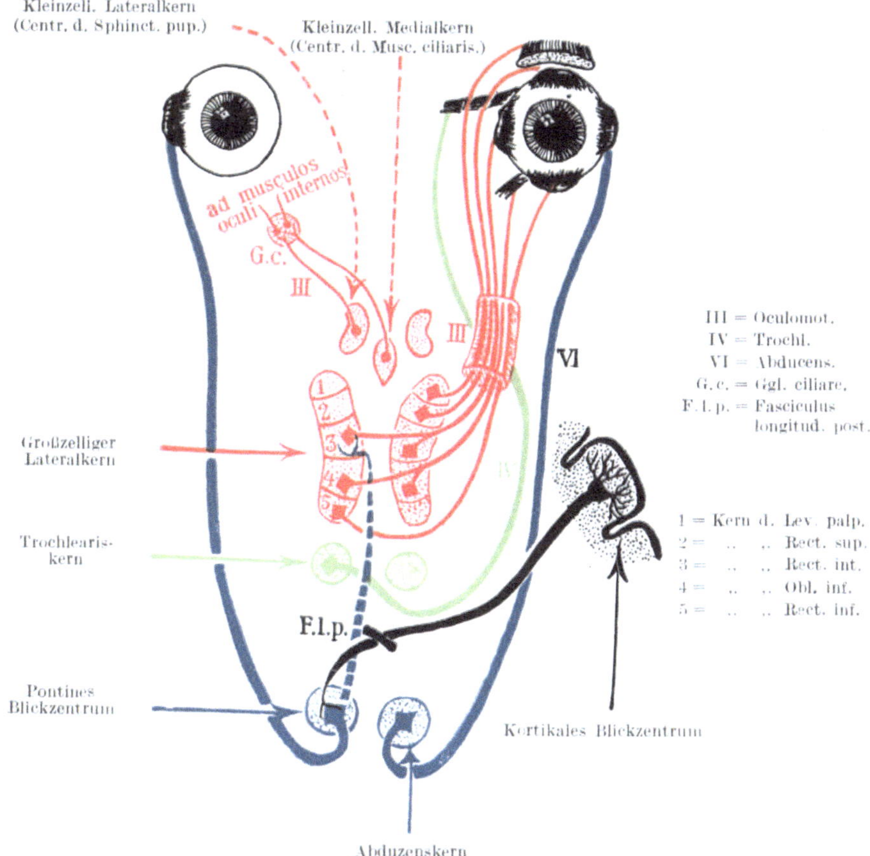

Fig. 8. Die Innervationsverhältnisse der Augenmuskeln.
(Aus: Bing, Kompendium der topischen Gehirn- und Rückenmarksdiagnostik. V. Aufl.
Berlin-Wien. Urban u. Schwarzenberg 1922.)

Binnenmuskeln. Und zwar ist der kleinzellige Medialkern das Akkom-
modationszentrum, das Zentrum des Ziliarmuskels, während der kleinzellige
Lateralkern (oder „Westphal-Edingersche Kern") den Sphincter
pupillae innerviert. — Entsprechend der glatten Beschaffenheit des Musculus
ciliaris und des Sphincter pupillae ist eine Übertragung der Reizleitung aus
den Zellen der kleinzelligen Okulomotoriuskerne auf Neurone vom sympathischen Typus erforderlich: die für diese Übertragung bestimmte Schalt-
station ist, wie schon betont, das Ganglion ciliare!

Unmittelbar hinter dem großzelligen Lateralkern liegt die Ursprungs-
stätte des Trochlearis, dessen Fasern nach totaler Kreuzung zum
Musculus obliquus superior gelangen.

Viel weiter nach hinten, nämlich im kaudalen Abschnitte der Brücke,
treffen wir den Abduzenskern, dessen Fasern wiederum einen ungekreuzten Verlauf nehmen und in ihrer Gesamtheit zum Rectus externus
der gleichen Seite gelangen.

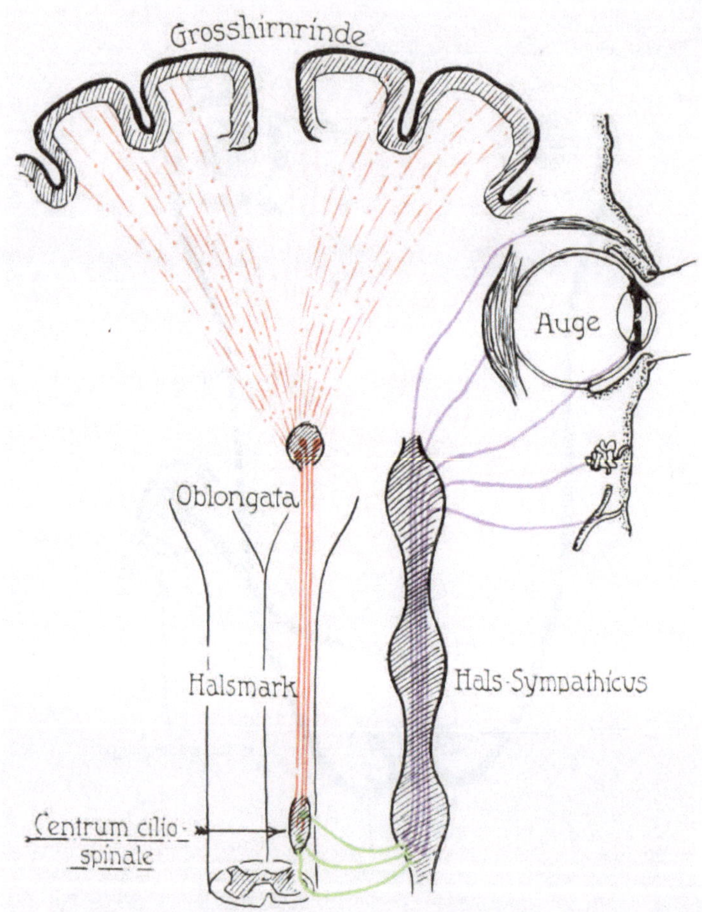

Fig. 9.   Schema zur Erläuterung des Hornerschen (Claude Bernardschen)
Symptomenkomplexes.

Mit der Aufzählung der im Gehirnstamme liegenden Augenmuskelkerne haben wir jedoch die Gebilde, welche für die motorische Innervation
im Bereiche des Bulbus oculi und der Orbita in Frage kommen, noch nicht
erledigt. Um dies zu tun, müssen wir bis in die Gegend des unteren
Halsmarkes und oberen Dorsalmarkes heruntersteigen, wo das
Budgesche „Centrum ciliospinale" liegt, das 1. den Dilatator
pupillae, 2. den glatten (unserer willkürlichen Innervation entzogenen)
Anteil des Levator palpebrae, der als Musculus tarsalis superior
bezeichnet wird und 3. den Musculus orbitalis (Müllerschen Muskel)

versorgt. Letzterer stellt sich bekanntlich phylogenetisch als den Überrest der mächtigen Muskelschicht dar, die bei denjenigen Säugetieren, deren Augenhöhle nach der Fossa temporalis hin keinen knöchernen Abschluß besitzt, diese Trennung bewerkstelligt. Beim Menschen überspannt sie die Fissura orbitalis inferior und verhindert so den Inhalt der Orbita am Zurücksinken.

Das Centrum ciliospinale (siehe Fig. 9), das im Seitenhorne des VIII. Zervikal- und I. Dorsalsegmentes liegt, sendet durch die VIII. Zervikal-

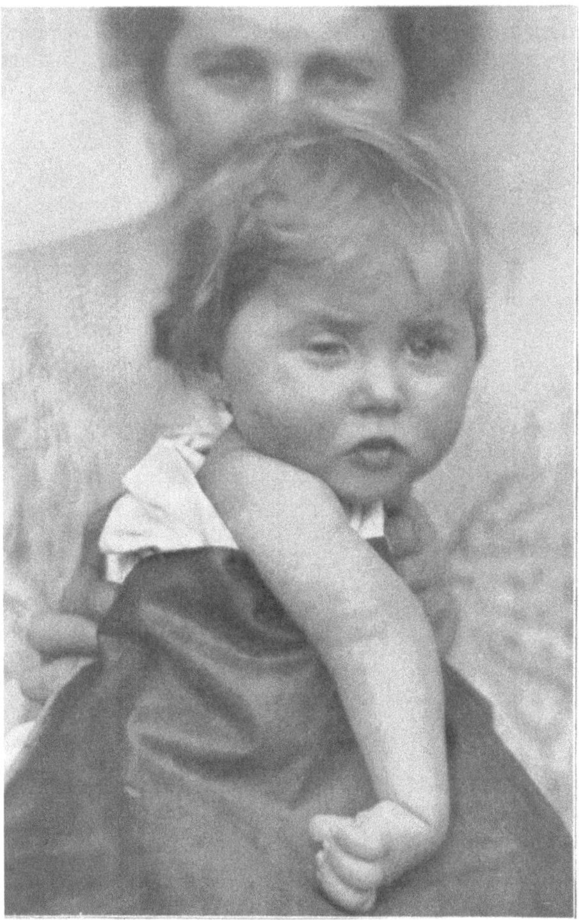

Fig. 10. Hornerscher (Claude Bernardscher) Symptomenkomplex bei Klumpkescher Lähmung.

und I. Thorakalwurzel, sowie durch deren Rami communicantes, seine Neurone in den untersten Abschnitt des Halssympathicus, also in das Ganglion cervicale inferius. Von hier aus geht die Reizleitung zuerst durch das mittlere und obere Halsganglion, und dann durch die sympathischen Plexus, welche die Karotis begleiten, frontalwärts zum Auge und zur Augenhöhle. Das Centrum ciliospinale selbst steht unter dem innervatorischen Einflusse eines bulbären Zentrums, über dessen Anatomie wir freilich sehr mangelhaft orientiert sind; daß aber dieses bulbäre Zentrum, jedenfalls insofern es den Dilatator pupillae beherrscht, von der Großhirnrinde abhängig ist (wie ich es punktiert angedeutet habe), das schließen wir aus der Pupillenerweiterung, die durch Schmerz, Schreck, Angst, sexuellen Orgasmus usw. hervorgerufen wird, ferner aus dem Vorkommen einer sog. „ideomotorischen Mydriasis", die bei geeigneten Versuchspersonen durch lebhafte psychische Vorstellung der Dunkelheit provoziert werden kann.

Der Ausfall der Wirkung des Centrum ciliospinale ruft bekanntlich auf der lädierten Seite den Hornerschen oder Claude Bernardschen Symptomenkomplex hervor, nämlich: eine paralytische Miosis, eine Lidspaltenverengerung (die sog. „sympathische Ptosis") und ein Zurücksinken des Bulbus in die Orbita (Enophthalmus) — als Resultat der Aus-

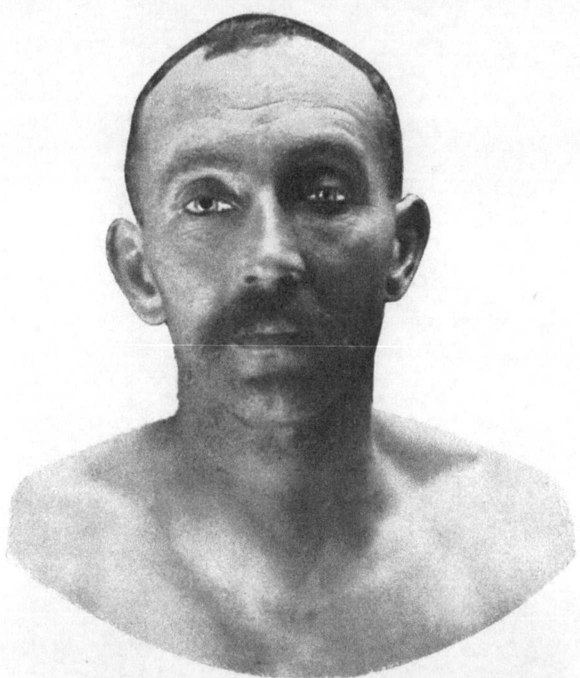

Fig. 11. Hornerscher (Claude Bernardscher) Symptomenkomplex bei Läsion des linksseitigen Halssympathikus.

(Aus: Bing, Lehrbuch der Nervenkrankheiten. II. Aufl. Berlin-Wien. Urban u. Schwarzenberg 1921.)

schaltung von Dilatator pupillae, Musculus tarsalis superior und Musculus orbitalis. Der Enophthalmus ist freilich manchmal so gering, daß es besonderer Untersuchungsmethoden, z. B. des Hertelschen Exophthalmometers, bedarf, um ihn nachzuweisen. Zum vollentwickelten Hornerschen Syndrom gehören außerdem noch gleichseitige Vasomotorenlähmung im Gesichte nebst Herabsetzung oder Aufhebung der Schweißsekretion. Das kommt daher, daß im gleichen Niveau, wie das Centrum ciliospinale (aber wahrscheinlich nicht im Seitenhorne, sondern im Vorderhorne der grauen Substanz) ein vasomotorisch-sekretorisches Zentrum für Stirn und Wangen sich vorfindet. Als seltene, zum Teil erst relativ spät in die Erscheinung tretende Begleiterscheinungen des Hornerschen oder Claude Bernardschen Syndroms seien erwähnt: Abnahme des intraokulären Drucks, Tränenfluß, Dekoloration der Iris.

Daß der Hornersche (Claude Bernardsche) Symptomenkomplex sich nicht nur bei Läsionen des untersten Zervikal- und obersten Thorakalmarkes findet, ist aus Fig. 9 leicht verständlich. Wir können dieselben Phänomene auch bei destruktiven Läsionen des Halssympathikus konstatieren, ferner bei Zerstörungen des oberen Halsmarkes mit Durchtrennung der supranukleären Bahnen und endlich bei solchen der 8. Zervikal-, 1. und 2. Thorakalwurzel finden: aus letzterem Grunde sind auch die erwähnten okulopupillären Symptome eine typische Begleiterscheinung der sog. „unteren Armplexuslähmung" oder „Klumpkeschen Lähmung", bei der die kleinen Handmuskeln und die Flexoren des Vorderarms, die von denselben Rückenmarkswurzeln aus versorgt werden, der Lähmung und Atrophie verfallen (siehe Fig. 10). Fig 11—13 zeigen den Hornerschen (Claude Bernardschen) Symptomenkomplex teils als autonomes Krankheitsbild, teils in Kombination mit trophoneurotischen Phänomenen. Beiderseitig kommt er nur äußerst selten zur Beobachtung (z. B. bei Syringomyelie, Hämatomyelie, Wirbelkaries im Bereiche des untersten Halsmarkes).

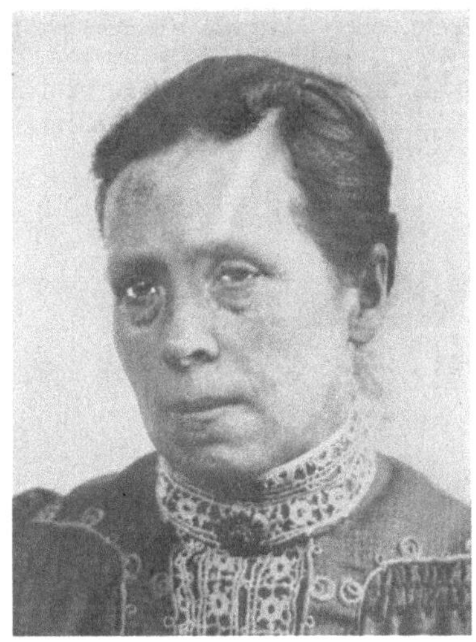

Fig. 12. „Sclérodermie en coup de sabre" mit gleichseitigem Hornerschem (Claude Bernardschem) Symptomenkomplex.

(Aus: Bing, Lehrbuch der Nervenkrankheiten. Berlin-Wien. II. Aufl. Urban u. Schwarzenberg 1921.)

II.

Nach obigem Exkurs auf spinales Gebiet kehren wir zum Gehirne zurück, um nunmehr nach Kenntnisnahme der anatomischen Struktur der dort gelegenen Augenmuskelkerne, uns mit deren supranukleärem Überbau zu beschäftigen. Für das Verständnis dieses letzteren sind 2 Punkte von größter Wichtigkeit:

1. Daß bekanntlich nur der Rectus internus und der Rectus externus eine einfache Funktion ausüben und strikte Antagonisten sind, indem der erstere als reiner Adduktor, der letztere als reiner Abduktor wirkt. Demgegenüber ist die Wirkung der anderen 4 äußeren Muskeln eine komplexe, indem der Rectus superior und der Rectus inferior neben ihrer Hauptwirkung auch adduzieren, die beiden Obliqui dagegen akzessorische Abduktoren sind und außerdem noch der obere Obliquus den Bulbus senkt, der untere den Bulbus hebt.

2. Ist der Umstand von Bedeutung, daß bei jeder Bewegung unserer Augen nicht nur mehrere Muskeln desselben Auges zusammenwirken, sondern auch regelmäßig solche des einen mit solchen des anderen Auges, und daß, je nach den auszuführenden Bewegungen, die Kombination der synergisch in Aktion tretenden Muskeln eine verschiedene sein muß. So muß z. B. der Rectus internus physiologisch darauf eingestellt sein, bei der Konvergenz mit dem gleichnamigen Muskel des anderen Auges in Aktion

zu treten. beim Seitwärtsblicken dagegen mit dem Rectus externus des anderen Auges.

Daraus erklärt sich die Tatsache, daß die in Betracht kommenden kortikalen Apparate Assoziationszentren sind, daß wir, in anderen Worten, nicht erwarten dürfen, Zentren für die einzelnen Augenmuskeln, sondern nur solche für bestimmte Gemeinschaftsbewegungen beider Bulbi vorzufinden. Die Verbindungen dieser Assoziationszentren mit den

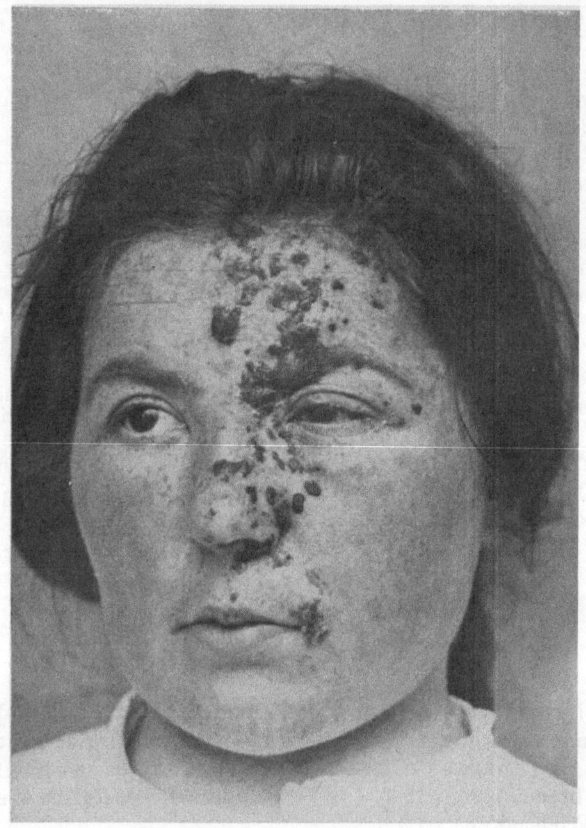

Fig. 13. Herpes zoster des Gesichts mit gleichseitigem Hornerschen (Claude Bernardschen) Symptomenkomplex.

(Aus: Bing, Lehrbuch der Nervenkrankheiten. II. Aufl. Berlin-Wien. Urban u. Schwarzenberg 1921.)

verschiedenen Unterabteilungen der beiderseitigen Okulomotoriuskerne gestalten den ganzen Mechanismus zu einer äußerst komplizierten Klaviatur, deren Einzelheiten uns vielfach noch dunkel sind.

Am einfachsten und übersichtlichsten liegen die Dinge bei dem Apparate für das Seitwärtsblicken. Dem Abduzenskern ist das pontine Blickzentrum räumlich so enge angeschlossen, daß man praktisch beide Gebilde als zusammenfallend betrachten kann. Auf Fig. 8 ist deshalb die linkerseits als „Abduzenskern" bezeichnete Stelle rechts als „pontines Blickzentrum" eingetragen worden. Man sieht, daß sie durch das sog. „hintere Längsbündel" mit den Ursprungszellen des kontralateralen

Rectus internus verbunden ist, so daß jeder sie treffende Reiz mit dem gleichseitigen Rectus externus auch den Rectus internus des anderen Auges zur Kontraktion bringt. Im pontinen Blickzentrum enden aber die supranukleären Bahnen aus dem kortikalen Blickzentrum, das (wie Fig. 14 zeigt), im hintersten Teile der mittleren Stirnwindung liegt. Dabei ist zu bemerken, daß das weitaus größte Kontingent der supranukleären Bahnen für das Seitwärtsblicken, von der anderen Hemisphäre kommend, gekreuzt verläuft, und daß nur ein kleines (in Fig. 8 nicht berücksichtigtes) Kontingent aus der gleichseitigen Großhirnhemisphäre stammt. Die gekreuzte, supranukleäre Bahn für die Seitwärtswendung des Blickes überschreitet aber die Mittellinie an der auf unserem Schema markierten Stelle, d. h. im Niveau des vorderen Brückenrandes. Ist nun jene

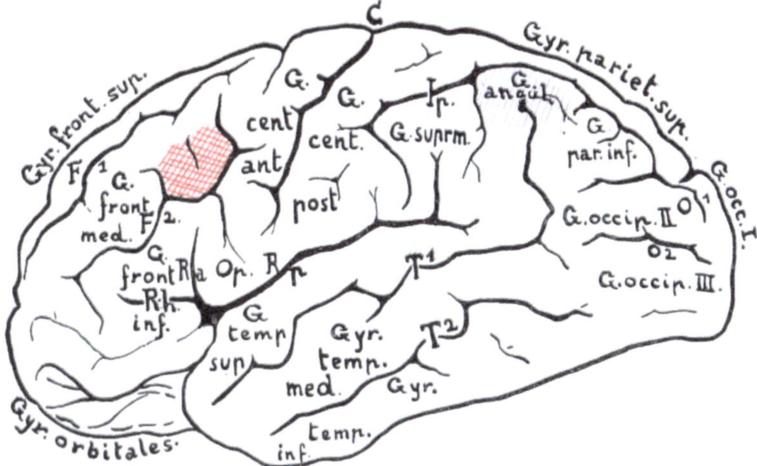

Fig. 14. Laterale Oberfläche der linken Großhirnhemisphäre.

F^1, F^2 = erste und zweite Frontalfurche. C = Zentralfurche. Ip = Interparietalfurche. O^1, O^2 = erste und zweite Okzipitalfurche. T^1, T^2 = erste und zweite Temporalfurche. R. h., R. a., R. p. = Ramus horizontalis, ascendens, posterior Fissurae Sylvii. G = Gyrus.

Rot = kortikales Blickzentrum; grün = Klangbildzentrum; blau = Lesezentrum.

Bahn durch einen pathologischen Prozeß proximal von der Kreuzungsstelle unterbrochen, so wird, angenommen der Herd liege rechts, die Blickwendung nach links unmöglich; sitzt dagegen eine rechtsseitige Läsion im Pons, also distal vom Übergange auf die Gegenseite, so fällt das Blicken nach rechts aus. Es resultiert aber durch das Überwiegen der nichtgelähmten Antagonisten eine Ablenkung der beiden Augen, im ersten Falle nach rechts, im zweiten Falle nach links.

Kommt also durch Aufhebung der supranukleären Innervation diese vom Physiologen Prévost in Genf zuerst beschriebene Déviation conjuguée zustande, so blickt, wenn die Läsion oberhalb des Pons sitzt, der Patient nach der Seite seines Krankheitsherdes. Liegt die Unterbrechung dagegen in der Brücke, so blickt er im Gegenteil von der Seite seiner Läsion weg. In grob schematischer Weise merkt man sich am besten diese Verhältnisse am Schema von Fig. 15.

Die Déviation conjuguée ist aber kein bleibendes Symptom; denn trotz der überwiegenden Rolle, welche die gegenüberliegende Großhirnhälfte beim Seitwärtsblicken spielt, haben doch auch hierfür diejenigen Verhältnisse Geltung, die ich auf S. 3 in bezug auf die bilaterale Rindeninnervation der Augenmuskeln hervorgehoben habe. So blickt nach einer Gehirnblutung (um am häufigsten Falle zu exemplifizieren, bei dem Déviation conjuguée vorkommt), der Betroffene nur während der ersten Viertelstunden oder allenfalls Stunden post apoplexiam nach der Richtung seines Krankheitsherdes hin — was ein vorzügliches Kriterium zur Seitendiagnose seiner Hemiplegie schon während des Stadiums der allgemeinen Muskelschlaffheit darstellt. Dann aber hört das Phänomenen, mit dem oft eine gleichgerichtete Dauerdrehung des Kopfes verbunden ist, auf,

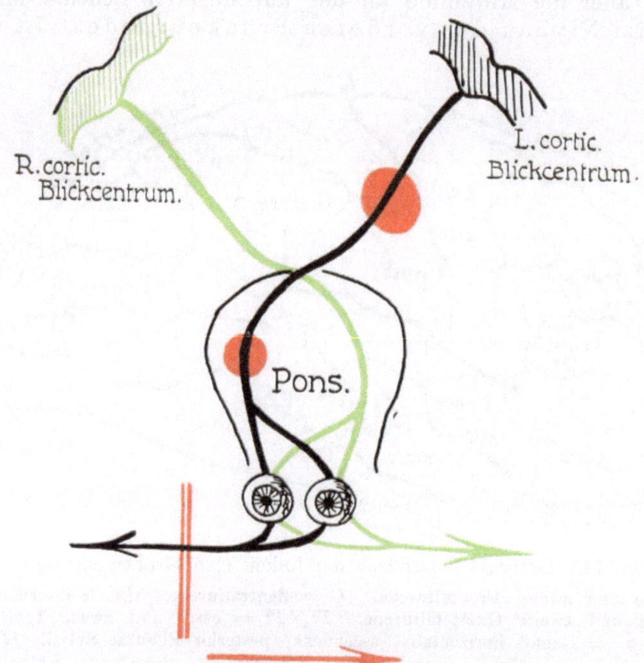

Fig. 15. Schema der Déviation conjuguée.

(Die roten Kreise stellen zwei verschiedene Herde dar, welche einen Ausfall der konjugierten Augenbewegungen nach rechts, nebst antagonistischer Ablenkung der Bulbi nach links — roter Pfeil! — hervorzurufen vermögen.)

denn die gleichseitigen kortikonukleären Verbindungen treten dann für die zerstörten gegenseitigen in die Lücke.

Es sei noch erwähnt, daß von den supranukleären Neuronen für die Augenbewegungen nur diejenigen, welche das kortikale und das pontine Blickzentrum miteinander verbinden, ein mehr oder weniger kompaktes Bündel zu bilden scheinen, die übrigen aber nicht als geschlossenes Kontingent, sondern in zerstreuter Anordnung von der Hirnoberfläche herkommen. Deshalb kommen — auch bei Affektionen beider Hemisphären! — supranukleäre Augenmuskellähmungen nur äußerst selten vor, am ehesten noch bei über die ganze Hirnkonvexität sich ausdehnenden Meningitiden. Selbst solchen Fällen von multiplen arteriosklerotischen Herderkrankungen, bei denen innere Kapseln, Thalamus opticus und Corpus striatum mit miliaren

Erweichungsherden, kapillären Blutungen usw. durchsetzt sind, und bei denen wir durch die Lähmung der gleichfalls bilateral innervierten Sprach-, Schluck- und Kaumuskeln das Bild der „Pseudobulbärparalyse" entstehen sehen — selbst solchen Fällen sind Augenmuskelstörungen im allgemeinen fremd.

In praktischer Hinsicht spielt darum die Entscheidung, ob eine vorliegende Augenmuskellähmung supranukleär oder nukleär ist, eine viel geringere Rolle, als die Frage, ob wir sie als nukleär oder infranukleär anzusprechen haben, in anderen Worten: ob die Läsion das Kerngebiet oder den Nervenstamm betrifft.

Hierfür können nur die folgenden Regeln aufgestellt werden: Eine

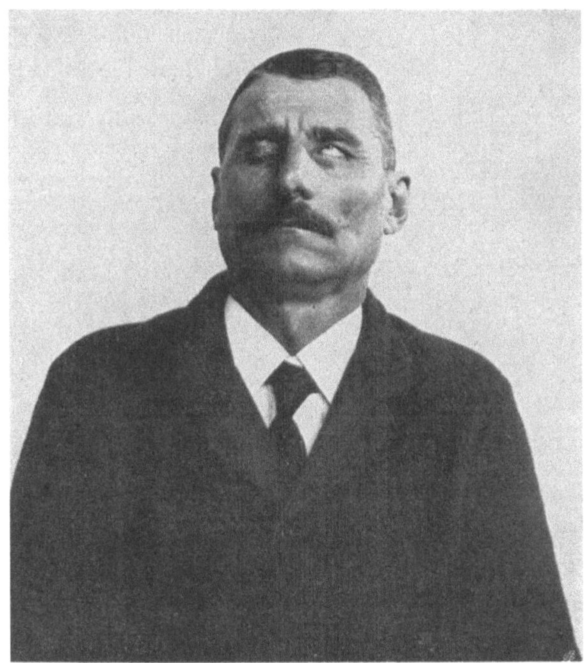

Fig. 16. Patient mit linksseitiger Fazialislähmung beim Versuche, beide Augen zu schließen; Bellsches Phänomen.

(Aus: Bing, Lehrbuch der Nervenkrankheiten. II. Aufl. Berlin-Wien. Urban u. Schwarzenberg 1921.)

neben einer Okulomotoriuslähmung zu konstatierende Parese des Orbicularis oculi spricht für nukleären und gegen infranukleären Sitz — ebenso wie beiläufig bemerkt, eine begleitende Parese des Orbicularis oris für nukleären und gegen infranukleären Sitz einer Hypoglossus-Lähmung spricht. Wir müssen annehmen, daß aus dem Okulomotorius-Kerne gewisse Neurone in den oberen Fazialiskern gelangen, ebenso wie aus dem Hypoglossus-Kern eine Anzahl von Nervenfasern in den unteren Fazialiskern. Daß auch umgekehrt aus dem „Orbikularisanteil" des Fazialiskernes eine Faserverbindung zum Okulomotoriuskern gelangen muß, geht zunächst einmal aus dem bekannten Bellschen Phänomen der Aufwärtsbewegung des Augapfels bei Lidschluß hervor, einer Erscheinung, die (wie Fig. 16 zeigt) besonders demonstrativ am lagophthalmischen Auge von Patienten mit Fazialislähmung sich offenbart, wenn der Versuch gemacht wird, beide Augen zu schließen. Ferner muß auf gleiche Weise die „Lidschlußreaktion" der Pupille erklärt werden, die, 1854 von Graefe entdeckt, später von Westphal und Pilcz und in jüngster Zeit besonders eingehend von Behr studiert worden ist. Es handelt sich um eine bei der Lidschlußinnervation auftretende Pupillenverengerung deren Erhaltensein bei im übrigen starrer Pupille für die Annahme der Intaktheit des Westphal-Edingerschen Kernes, also für infranukleären Sitz der Lähmung des Pupillensphinkters in die Wagschale fällt.

Totale Okulomotoriuslähmungen sind kaum jemals nukleär, denn die große Ausdehnung des Okulomotoriuskerns und seine Gliederung in drei räumlich getrennte Unterabteilungen bieten eine gewisse Gewähr dafür, daß einzelne Zellkonglomerate dem Untergange durch Entzündungsprozesse, luetische Infiltrate, Blutungen usw. entgehen. Insbesondere bleiben bei Kernlähmungen die Binnenmuskeln, Sphincter iridis und Musculus ciliaris, meistens unbeeinträchtigt.

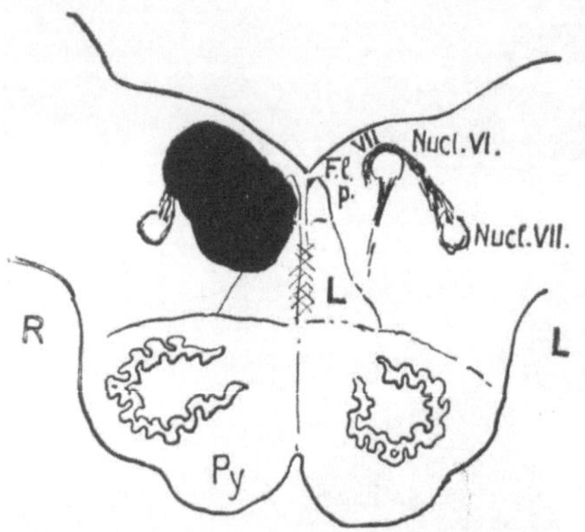

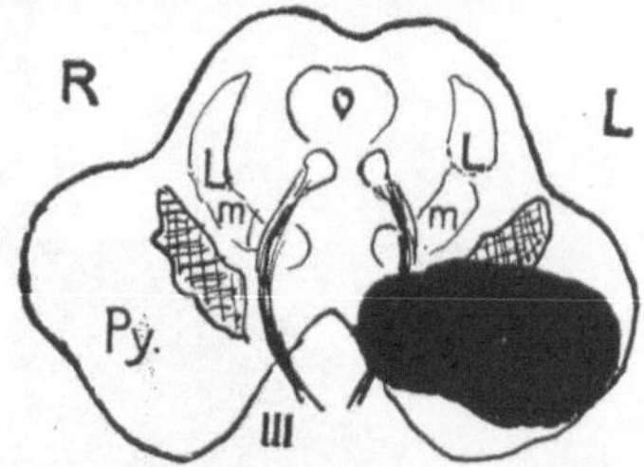

Fig. 17. Krankheitsherd mit gleichzeitiger Läsion des rechtsseitigen pontinen Blickzentrums und des rechtsseitigen Fazialisknies.

(Aus: Bing, Kompendium der topischen Gehirn- und Rückenmarksdiagnostik. 5. Aufl. Berlin-Wien. Urban u. Schwarzenberg 1922.)

F. l. p. = Fasciculus longitudinalis posterior. *L* = Lemniskus. *Py* = Pyramiden. *VI* = Abduzens. *VII* = Fazialis.

Fig. 18. Zu Weberscher Lähmung führender Krankheitsherd.

(Aus: Bing, Kompendium der topischen Gehirn- und Rückenmarksdiagnostik. V. Aufl. Berlin-Wien. Urban u. Schwarzenberg 1922.)

III = Okulomotorius. *L. m.* = Lemniscus medialis. *Py* = Pyramiden.

Was beim Abduzens die Unterscheidung zwischen nukleären und infranukleären Lähmungen anbetrifft, so erinnere ich an den bereits S. 14 besprochenen und auf Fig. 8 angedeuteten Umstand, daß der Abduzenskern mit dem pontinen Blickzentrum räumlich beinahe zusammenfällt. Infolgedessen ist eine Zerstörung des einen Abduzenskernes fast ausnahmslos mit dem Untergang derjenigen Zellkernkonglomerate verbunden, welche via hinteres Längsbündel die assoziierte Bewegung des kontralateralen Rectus internus auslösen. Bei einer einseitigen nukleären Abduzenslähmung werden wir also, mit verschwindenden Ausnahmen, die Muskulatur beider Augen in Form einer Blicklähmung nach der lädierten, bzw. einer Déviation conjuguée nach der gesunden Seite hin, betroffen finden. Dabei bleibt natürlich die Konvergenzbewegung beider Augen unbehindert, vorausgesetzt natürlich, daß die Oculomotorii intakt sind. Ferner ist von grosser Bedeutung, daß eine isolierte Zerstörung des Abduzenskernes durch die anatomischen Verhältnisse nämlich durch das Sichherumschlingen des Fazialisknies, fast ausgeschlossen ist, und daß sich infolgedessen der pontinen Blicklähmung so gut wie immer eine gleichseitige Fazialislähmung hinzugesellen wird (siehe Fig. 17).

Sonstige Kombinationen von Augenmuskellähmungen und Paralysen oder Paresen anderweitiger Muskeln, die jedoch für infranukleären Sitz

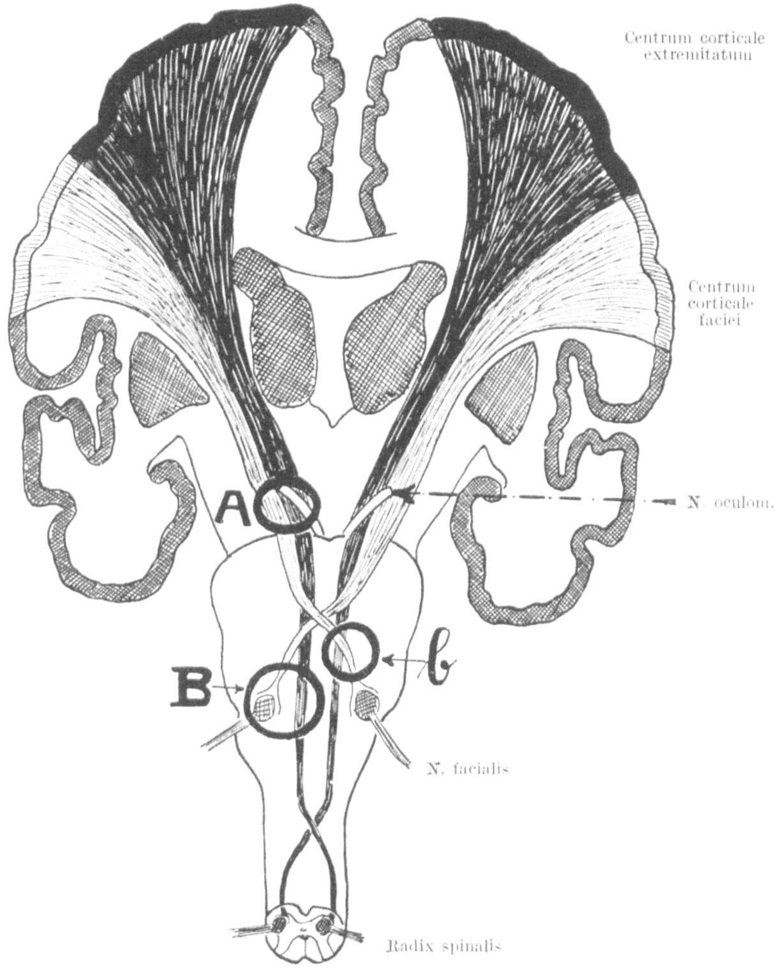

Fig. 19. Zustandekommen alternierender Hemiplegien.
(Aus: Bing, Kompendium der topischen Gehirn- und Rückenmarksdiagnostik. V. Aufl. Berlin-Wien. Urban u. Schwarzenberg 1922.)
A = im Bereiche des Okulomotorius. B = im Bereiche des Fazialis (und Abduzens).

der Augenmuskellähmung charakteristisch sind, sind die Webersche und die Fovillesche Lähmung.

Erstere, auch Hemiplegia alterna[1] superior genannt, kommt dadurch zustande, daß ein Krankheitsherd im Hirnschenkel neben der

---

[1] „Alterna“, besser als das oft gebrauchte „alternans“. Letzteres Partizipium würde, entsprechend der aktiven Kraft der Verbalbedeutung, eine Wiederholung des Wechsels implizieren, sei es in der Zeit (Beispiel: Wechselstrom), sei es im Raum (Beispiel: wechselständige Blattstellung der Botaniker).

Pyramidenläsion (die eine Hemiplegie auf der gegenüberliegenden Seite
bedingt) auch die Wurzeln des gleichseitigen Okulomotorius unterbricht,
so daß auf der einen Seite Fazialis, Zunge und Extremitäten, auf der anderen

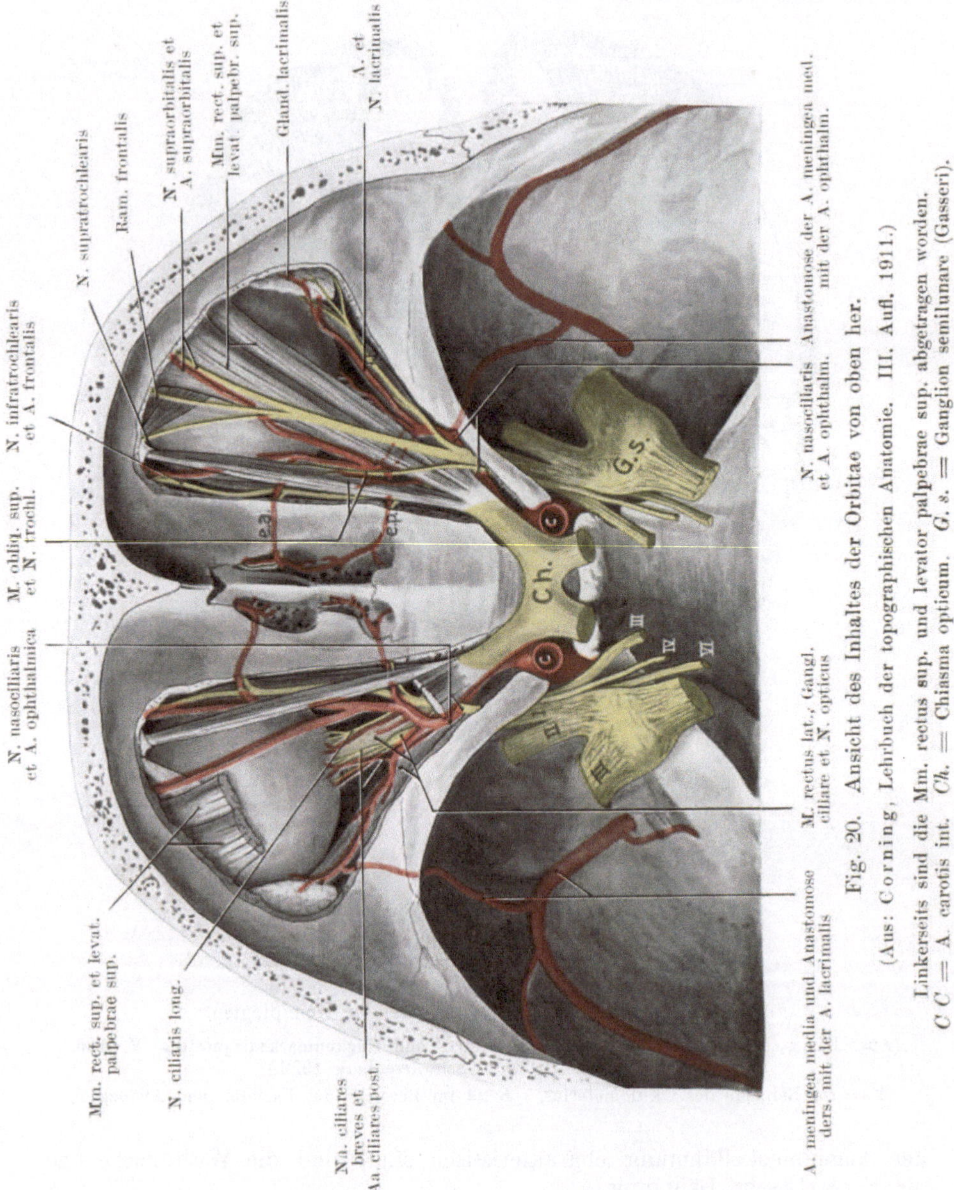

Fig. 20. Ansicht des Inhaltes der Orbitae von oben her.

(Aus: Corning, Lehrbuch der topographischen Anatomie. III. Aufl. 1911.)

Linkerseits sind die Mm. rectus sup. und levator palpebrae sup. abgetragen worden.
CC = A. carotis int. Ch. = Chiasma opticum. G. s. = Ganglion semilunare (Gasseri).

Seite alle Augenmuskeln mit Ausnahme von Externus und Obliquus superior
gelähmt sind (Fig. 18).

Die Fovillesche Lähmung oder Hemiplegia alterna abducento-
facialis hat dagegen ihren Sitz im hinteren Teile der Brücke und kommt
dadurch zustande, daß ein einseitiger Krankheitsherd (Tumor, Blutung,

Gumma usw.) den Fazialis, den Abduzens und die weiter unten sich kreuzenden Pyramidenbahnen zerstört, so daß sich gleichzeitige Fazialis- und Abduzenslähmung mit kontralateraler Extremitätenlähmung kombiniert (siehe Fig 19).

Was im übrigen die Eigentümlichkeiten der infranukleären oder peripheren Augenmuskellähmungen anbelangt, so kann ich mich wohl recht kurz fassen: Daß eine infranukleäre Abduzenslähmung keine Rückwirkung auf den Rectus internus des anderen Auges ausübt und niemals zu Blicklähmung oder konjugierter Ablenkung führt, ist nach meinen Ausführungen selbstverständlich. Ebenso bringen es die anatomischen Verhältnisse mit sich, daß bei infranukleären Lähmungen des Okulomotorius die Binnenmuskeln fast niemals der Lähmung entgehen, denn im recht kleinkalibrigen Stämmchen jenes Nerven liegen die Neurone für Sphincter pupillae und Musculus ciliaris denjenigen für die äußeren Bulbusmuskeln eng angeschlossen. Endlich handelt es sich bei denjenigen Krankheitsprozessen, die zu infranukleären Augenmuskellähmungen führen, fast immer um Läsionen an der Hirn- und Schädelbasis, und gehen sie in der Mehrzahl der Fälle (abgesehen von den allgemeinen Zeichen einer intrakraniellen Erkrankung — z. B. dem Hirndrucksymptomenkomplex) mit Symptomen von seiten anderer basaler Gebilde einher (z. B. Anosmie, Hemianopsie oder sonstigen Gesichtsausfällen, Amaurose, nervöser Taubheit, Ohrensausen, Trigeminusanästhesie oder Trigeminusneuralgie, Fazialislähmung usw.). Wo es sich um progressive basale Krankheitsprozesse handelt — z. B. Tumoren, Meningitiden oder Gummen — pflegt als erstes Symptom der Okulomotoriuslähmung die Ptosis aufzutreten; im Gegensatze dazu tritt bei progressiven Kernlähmungen des Okulomotorius die Ptosis meistens erst dann auf, wenn Rectus superior, inferior, internus und Obliquus inferior nach und nach gelähmt worden sind, so daß also, um das bekannte Bild zu gebrauchen, der Vorhang sich erst dann senkt, wenn die Handlung zu Ende geführt ist. — Bei Schädelbasisfrakturen wird weitaus am häufigsten der Abduzens gelähmt, der an der Spitze der Felsenbeinpyramide eine äußerst exponierte Lage einnimmt (Fig. 20).

III.

Nachdem wir bis jetzt die verschiedenen Lähmungs- oder Ausfallssymptome betrachtet, wie man sie bei Erkrankungen und Verletzungen des Schädelinnern an den äußeren Augenmuskeln zu konstatieren die Gelegenheit hat, wollen wir nunmehr uns den Reizsymptomen zuwenden, worunter der Nystagmus ein besonderes Interesse darbietet, das neuerdings durch die Arbeiten Báránys und anderer Otologen über die Beziehungen der Bogengänge und des Vestibularis zu den Augenmuskeln noch lebhafter geworden ist.

Bárány hat den seit langem von den Ohrenärzten beim Ausspritzen eines Ohres mit heißem oder kaltem Wasser konstatierten Nystagmus einer genauen Analyse unterzogen und dabei zunächst festgestellt, daß dessen Oszillationen aus einer langsamen und einer raschen Zuckung bestehen, wovon die langsame das eigentliche Reizsymptom darstellt, während die schnelle lediglich als reflektorische, ruckweise Rückbeförderung des Bulbus aufzufassen ist. Nach der schnellen Zuckung bezeichnet Bárány die Richtung des Nystagmus. Ferner hat er gezeigt, daß beim Gesunden

das Ausspritzen des Ohres mit kaltem Wasser einen Nystagmus nach der
gegenüberliegenden Seite erzeugt; verwendet man dagegen heißes
Wasser, so tritt der Nystagmus nach der Seite des ausgespritzten
Ohres auf. Den „kalorischen Nystagmus" erklärt nun Bárány in sehr

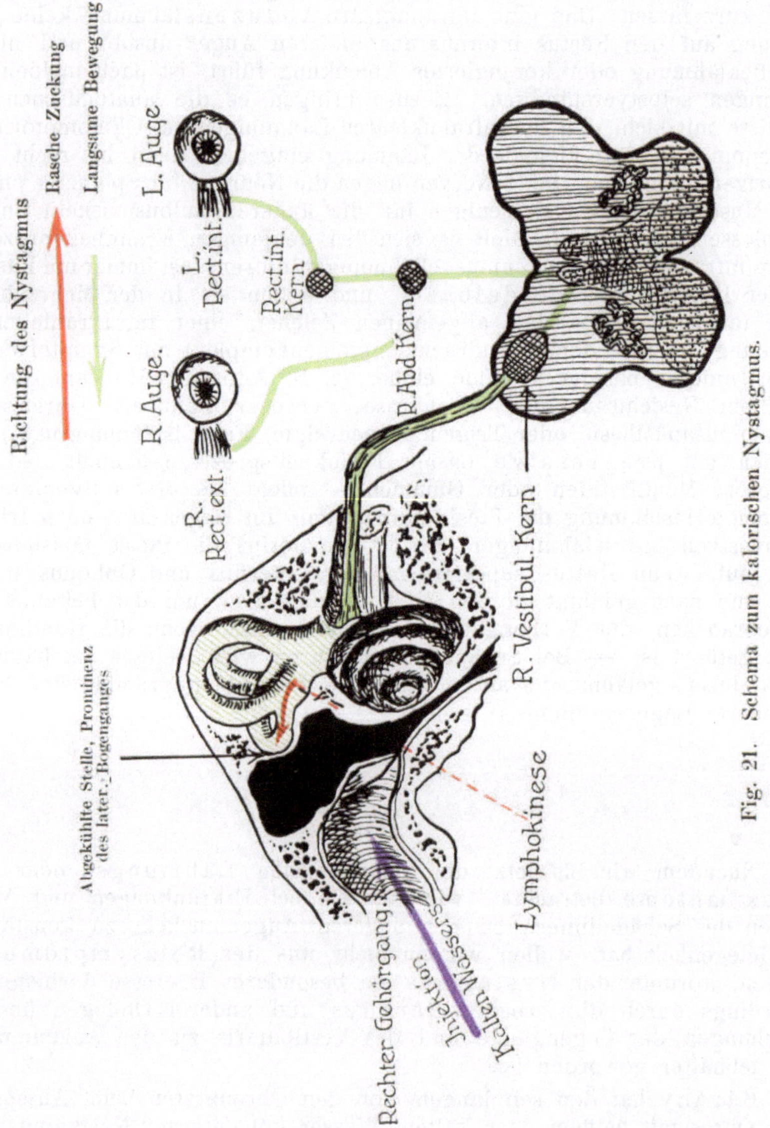

Fig. 21.   Schema zum kalorischen Nystagmus.

überzeugender Weise durch seine Theorie der Lymphokinese: durch das
kalte Wasser wird die Prominenz des lateralen Bogenganges abgekühlt und
die darin befindliche Lymphe dadurch verdichtet, so daß eine Strömung
nach der Richtung der Abkühlung hin entstehen muß (also „ampullofugal",
siehe Fig. 21).

Diese Lymphokinese ist aber der adäquate Reiz für die Endapparate des Nervus vestibularis, welcher Reiz sich auf das Abduzenszentrum (bzw. auf das pontine Blickzentrum) und von da via Fasciculus longitudinalis auf das synergisch arbeitende Zentrum des gegenüberliegenden Rectus internus fortpflanzt. So kommt es zu einer langsamen Blickwendung nach der Seite des ausgespritzten Ohres, die mit einer raschen Wiederherstellungszuckung nach der Gegenseite alterniert.

Kehrt man die physikalischen Versuchsbedingungen durch Einspritzen heißen Wassers um, so entsteht durch Erhitzen der lateralen Bogengangsprominenz und Ausdehnung der darin befindlichen Lymphe natürlich eine „ampullopetale" Lymphokinese, als deren Resultat eine langsame Blickwendung nach der gegenseitigen, bzw. ein Nystagmus nach der homolateralen Seite sich ergibt.

Eine andere Methode, durch Provozieren einer Lymphokinese experimentellen Nystagmus zu erzielen, stellen die Drehstuhlversuche dar, bei denen die zu untersuchende Person etwa zehnmal um ihre Längsachse gewirbelt und dann plötzlich angehalten wird; dieser „Drehnystagmus", der durch Läsionen des Vestibularapparates aufgehoben wird, spielt bekanntlich in der otologischen Diagnostik eine große Rolle.

Dagegen hat ein weiteres Verfahren, der sog. „galvanische Nystagmus" keine große diagnostische Bedeutung, da man ihn sogar nach Exstirpation des Labyrinthes und trotz fehlendem kalorischen Nystagmus erzielen kann: Reizung am linken Ohr mit 10—15 Milliampère Stromstärke erzeugt einen Nystagmus nach links, falls man sich des negativen, einen solchen nach rechts, falls man sich des positiven Poles bedient — und umgekehrt.

Als vierte am Menschen anwendbare Methode zur Erzeugung eines experimentellen Nystagmus sei noch die „pneumatische" erwähnt, die allerdings in praxi nur von Otologen angewandt wird, weil für deren Vornahme gewisse Ohrläsionen Vorbedingung sind (Perforation des Trommelfells und Klaffen der Labyrinthwand trotz intakten Labyrinthes). Komprimiert man die Luft im äußeren Gehörgang mittelst einer Gummibirne, so tritt ein Nystagmus nach der Seite des Reizes, verdünnt man sie dagegen, ein solcher nach der Gegenseite auf.

Letzteres Verfahren entspricht den Tierversuchen, die zur Aufstellung des sog. „Ewaldschen Gesetzes" geführt haben: dieses besagt, daß die Richtung der reaktiven Augenbewegungen (also der langsamen Komponente des Nystagmus, siehe oben) der — ampullofugalen oder ampullopetalen — Strömung entspricht, die in der Endolymphe der Bogengänge ausgelöst wird. Das Ewaldsche Gesetz stellt sich als Ergänzung des älteren „Flourensschen Gesetzes" dar: „die Reizung jedes Bogenganges hat rhythmische Augenbewegungen zur Folge, die in der gleichen Ebene verlaufen wie er selbst"; also einen horizontalen Nystagmus bei Erregung des Canalis semicircularis horizontalis sive lateralis (siehe Fig. 21), einen vertikalen Nystagmus bei Erregung des Canalis semicircularis verticalis sive posterior, einen rotatorischen Nystagmus bei Erregung des Canalis semicircularis superior sive anterior, der nach der Frontalebene orientiert ist.

Gewisse regelmäßige Begleiterscheinungen des experimentellen Nystagmus sind aus den Verbindungen des Vestibularapparates mit den motorischen Rückenmarkszentren (Tractus vestibulospinalis) zu erklären: wird nämlich der Báránysche Versuch am stehenden Patienten vorgenommen, der die beiden Arme parallel vorwärts streckt, so sieht man erstens mit dem Auftreten des Augenzitterns seinen Rumpf sich mit Falltendenz nach der Richtung von desser langsamer Komponente hinneigen, und zweitens seine Obergliedmaßen nach derselben Richtung seitwärts abweichen, „lateralisiert" werden.

Schwere, destruktive Läsionen des Labyrinthes und des Vestibularnerven heben den kalorischen Nystagmus auf, leichtere Schädigungen setzen seine Intensität herab. Herde im Cerebellum jedoch beeinflussen den Ausfall des Bárányschen Versuches kaum, wohl aber dessen Begleiterscheinungen, indem bei einseitigem Kleinhirnherd nur der demselben kontralaterale Arm „lateralisiert" wird.

Nehmen wir den Bárányschen Versuch mit kaltem Wasser an einem soporösen oder leicht narkotisierten Patienten vor, so bekommen wir keinen Nystagmus, sondern eine Déviation conjuguée nach der Seite der Ausspritzung. Die Herabsetzung des Bewußtseins hebt somit die ruckweise, automatische Rückbeförderung des Bulbus nach der Gegenseite auf, die für das Zustandekommen eines Nystagmus ausschlaggebend ist. Diese Deviation unterscheidet sich demnach von derjenigen, die wir bereits gewürdigt haben, dadurch, daß sie als Reizsymptom aufzufassen ist und nicht durch das Überwiegen einer Antagonistenwirkung auf Grund einer Blicklähmung hervorgerufen wird. Eine derartige experimentell hervorgerufene Déviation conjuguée nach der Seite des gereizten Abduzenskernes kommt spontan (d. h. auf Grund pathologischer Prozesse) nur selten vor, am ehesten bei Kleinhirntumoren, die nach unten auf die Gegend des pontinen Blickzentrums einen Druck ausüben. Eher als eine Déviation conjuguée erzeugen Kleinhirntumoren durch Druck auf den Deitersschen Kern oder das hintere Längsbündel einen Nystagmus. Gerade der Fasciculus longitudinalis posterior ist ja durch seine dorsale Lage in der Haube besonders exponiert, liegt er doch direkt unter dem Wurme. Selten nur wird man diesen Nystagmus beim Blicke geradeaus bemerken können und meistens muß er dadurch provoziert werden, daß man den Patienten nach rechts oder links blicken läßt. Dabei wird man in der Regel ein stärkeres Augenzittern dann konstatieren, wenn der Kranke nach der Richtung seiner Kleinhirnläsion schaut. Diesem Punkte lege ich in der Seitendiagnostik des Kleinhirntumors große Wichtigkeit bei. Dagegen habe ich noch nie ein anderes, von verschiedenen Autoren angeführtes Phänomen feststellen können, nämlich die größere Ausgiebigkeit der Zuckungen auf demjenigen Auge, das der kranken Kleinhirnhälfte entspricht.

Wie Oppenheim es kürzlich gezeigt hat, genügt es manchmal, um einen Nystagmus auszulösen, der am stehenden Patienten fehlt, die Untersuchung in Seitenlage vorzunehmen, und zwar tritt bei einem rechtsseitigen Tumor der Nystagmus in der linken Seitenlage auf und umgekehrt.

Besondere Erwähnung verdient der vertikale Nystagmus, ein Frühsymptom des Druckes auf die Corpora quadrigemina und die darunterliegenden Kerne des Okulomotorius und Trochlearis, wie er z. B. von einem Tumor im vorderen Abschnitte des Kleinhirnes herrühren kann.

Dunkel ist uns zur Zeit noch das physiopathologische Substrat der sog. Magendieschen Schielstellung (Vertikaldivergenz der Bulbi), die, zugleich mit einer Déviation conjuguée sich einstellend, für eine Läsion des Brückenarmes sprechen soll.

IV.

Betrafen unsere bisherigen Ausführungen die Beziehungen des Gehirns zu den Bewegungen des Bulbus und zu deren Störungen, so wenden wir uns nun der Physiologie und Physiopathologie der Irisbewegungen zu, einem Kapitel, dem in der Diagnostik der Gehirnaffektionen eine außerordentlich wichtige Rolle zukommt und an dessen Erforschung neben Ophthalmologen wie Bach, Heß, Bernheimer usw. (um nur von den Arbeiten der jüngsten Zeit zu reden) auch die Neurologen regen Anteil genommen haben: es sei nur der ausgezeichneten Monographie von Bumke gedacht, zu der heute jeder greifen muß, der sich mit den Pupillenstörungen bei Nerven- und Geisteskrankheiten eingehender beschäftigt, und der auch ich manche Anregung für meine persönlichen Untersuchungen verdanke.

Es ist wohl am besten, wenn wir von der anatomischen Betrachtung derjenigen Apparate ausgehen, die beim Lichtreflex der Pupille in Aktion treten.

Schema 22 zeigt die beiden Augäpfel, die sich im Chiasma partiell kreuzenden Sehnerven, die beiden Tractus optici und deren Endigung in den primären Sehzentren. Diese letzteren, die sich bekanntlich im Pulvinar thalami optici, im Corpus geniculatum laterale und im vorderen Vierhügel befinden, habe ich der Einfachheit halber als einheitliches Gebilde gezeichnet. Von den primären Sehzentren pflanzt sich nun die auf dem Wege der Nervi und Tractus optici zugeströmte Reizung nach zwei verschiedenen Richtungen hin fort: 1. nach den Sehzentren des Okzipitalhirns (auf dem Wege der Gratioletschen Sehstrahlung) — und 2. in den kleinzelligen Lateralkern des Okulomotorius, der ja in allernächster Nähe der primären Sehzentren sich befindet. Die letzterwähnten Fasern gehören zum zentrifugalen oder efferenten Schenkel des Reflexbogens für die Lichtreaktion der Pupille, dessen afferenter Schenkel von der Retina durch Optikus, Chiasma und Traktus in die primären Sehzentren gelangt.

Früher nahm man bekanntlich allgemein an, daß die Pupillarfasern des Sehnerven und dessen Sehfasern distinkte Gebilde seien, von denen die ersteren nur den Lichtreiz, die letzteren die Lichtempfindung vermitteln sollten. Ein anatomischer Beweis für diese Anschauung lag freilich nicht vor, wenn auch die von Gudden eruierte Tatsache, daß in der Nervenfaserschicht der Retina, im Sehnerven und im Tractus opticus Fasern von zweierlei Kaliber zu unterscheiden seien, in diesem Sinne gedeutet wurde. Diese Anschauung implizierte die Annahme, daß Sehfasern und Pupillarfasern von verschiedenen Teilen der Netzhaut ihren Ursprung nehmen. Heß hat nun aber bekanntlich in den letzten Jahren zu zeigen vermocht, daß diese Annahme nicht zutrifft, und er ist deshalb der Ansicht, daß einheitliche „optikomotorische" Fasern aus der Retina in den Sehnerven gelangen und daß erst ziemlich weit zentral (wahrscheinlich erst im Corpus geniculatum laterale) jene Neurone besondere Äste — also „Reflexkollateralen" — zum Pupillenzentrum des Okulomotoriuskernes abzweigen.

Die Tatsache, daß ausnahmsweise eine nichtsimulierte und nichthysterische Blindheit des einen Auges (die also nicht zentral bedingt sein kann!) mit erhaltenen Lichtreflexen beobachtet worden ist — schon Graefe hatte bekanntlich solche Fälle mitgeteilt, neuere derartige Veröffentlichungen stammen von Reichardt, Mandelstamm und Schirmer — diese Tatsache darf nicht gegen die Anschauung von Heß ins Feld geführt werden.

Denn es ist sehr wohl denkbar, daß gelegentlich einmal bei Schädigungen
der Sehnervenfasern deren Reflexempfindlichkeit ihre Lichtempfindlichkeit
überdauert — wenn auch häufiger das Gegenteil beschrieben wurde (z. B.
von Heddaeus, Hirschberg, Knoblauch, Axenfeld). Überdies ist
Bumke der Ansicht, daß keine der bisherigen Beobachtungen von erhaltener Pupillenreaktion bei Fehlen jeder Lichtempfindung als ganz exakt

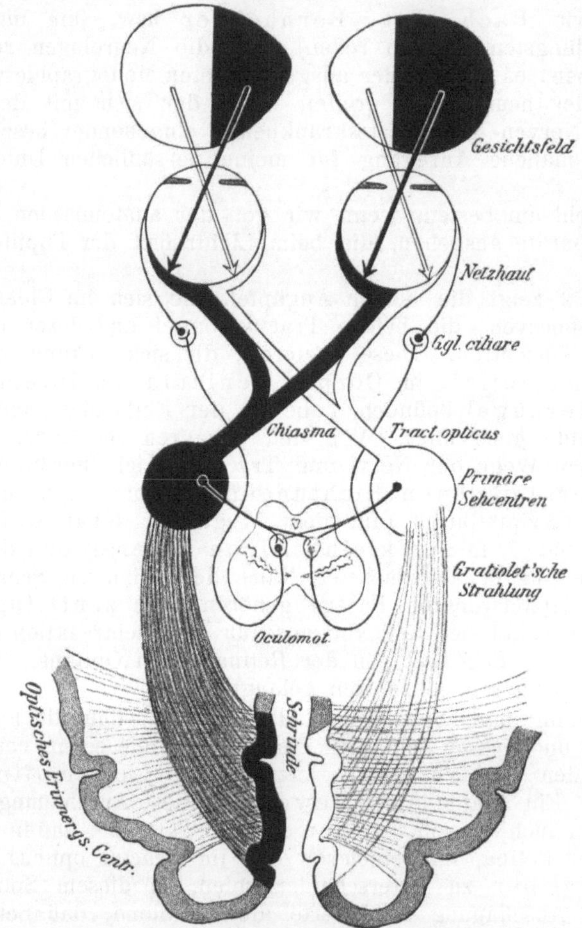

Fig. 22. Sehbahn und Pupillenreflexbahn.
(Aus: Bing, Kompendium der topischen Gehirn- und Rückenmarksdiagnostik. V. Aufl. Berlin-Wien.
Urban u. Schwarzenberg 1922.)

und einwandfrei zu bezeichnen sei — ein Punkt, über den ich mir ein
persönliches Urteil nicht erlaube.

Beiläufig sei noch bemerkt, daß im Gegensatze zu meinem Schema
der Lichtreflexbahnen (Fig. 22) dasjenige von Bernheimer die Reflexkollateralen der Optikusneurone ohne Unterbrechung im primären
Sehzentrum direkt in den Okulomotoriuskern gelangen läßt (Fig. 23);
auf beiden Schemen treten zu jedem Sphinkterenkern sowohl Pupillenfasern
aus dem gleichseitigen, wie solche aus dem kontralateralen Auge, was uns
den Mechanismus der konsensuellen Lichtreaktion veranschaulicht.

Wenn sich die Lichtreaktion der Pupille als **echter Reflex** darstellt, als ein vom Willen durchaus unabhängiger motorischer Vorgang, so repräsentiert die Kontraktion des Sphincter iridis beim Akkommodieren auf nahe

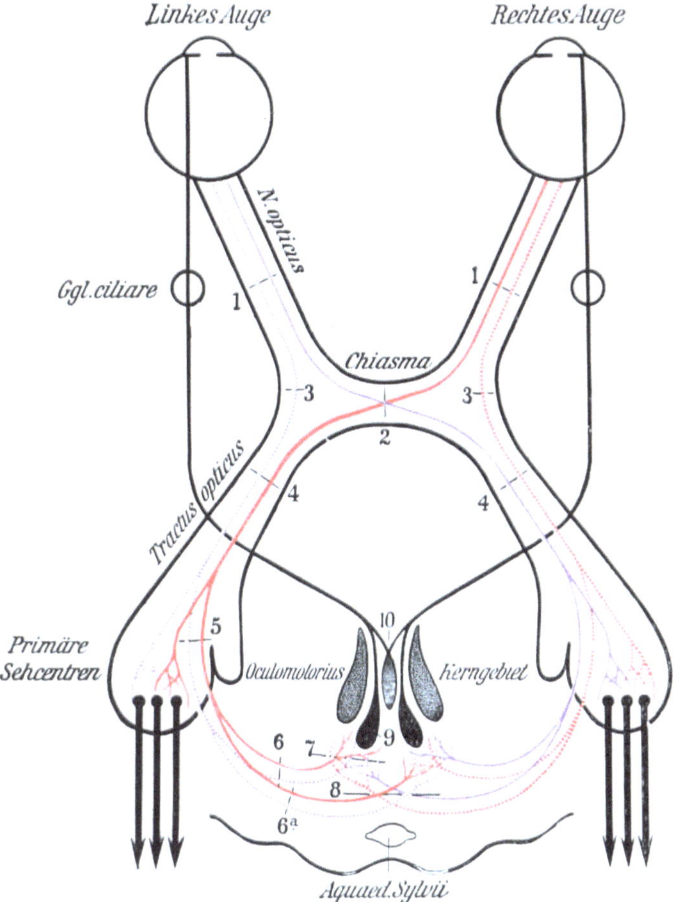

Fig. 23. Schema der Pupillenreaktion nach Bernheimer.

(Aus: Knoblauch, Klinik und Atlas der chronischen Krankheiten des Zentralnervensystems. Berlin. Springer 1909.)

1 = Läsion des Sehnerven. *2* = sagittale Durchtrennung des Chiasmas. *3* = Läsion des Chiasmas an seiner lateralen Seite. *4* = Läsion des Tractus opticus. *5* = Läsion sämtlicher aus einem Traktus stammenden Pupillarfasern. *6* = Läsion der aus einem Traktus zu dem Sphinkterenkern **derselben** Seite verlaufenden Pupillarfasern. *6 a* = Läsion der aus einem Traktus zu dem Sphinkterenkern der **anderen** Seite verlaufenden Pupillarfasern. *7* = **einseitige** Unterbrechung der aus **beiden** Traktus stammenden Pupillarfasern. *8* = **beidseitige** Unterbrechung der aus **beiden** Traktus stammenden Pupillarfasern. *9* = Kernläsion des Sphincter pupillae. *10* = Kernläsion des Musculus ciliaris.

Gegenstände und bei der Konvergenz physiologisch gesprochen keinen Reflex, sondern eine Mitbewegung. Dasselbe gilt von der Pupillenverengerung bei Lidschluß, bzw. beim **Versuche** die Lider zuzukneifen, dem bereits erwähnten sog. „**Westphal-Pilcz**schen Orbikularisphänomen" (siehe oben S. 18). Über die anatomischen Verbindungen, welche wir auf Grund dieser Mitbewegungsphänomene zwischen dem kleinzelligen Medialkern des Okulomotorius, den Rectus internus Zentren seines großzelligen Lateralkerns, dem Orbikulariszentrum des oberen Fazialiskerns und dem Westphal-Edingerschen Sphinkterenzentrum annehmen müssen, wissen wir freilich bis jetzt nichts Genaues.

Den Ausdruck „reflektorische Pupillenstarre" (für die isolierte Aufhebung der direkten und konsensuellen Lichtreaktion bei erhaltener Leitungsfähigkeit beider Sehnerven und bei Erhaltensein der anderen Pupillenreaktionen) müssen wir nach dem soeben Gesagten als recht glücklich bezeichnen; er hebt in eindeutiger Weise den Gegensatz zur „absoluten Pupillenstarre" hervor, bei der auch die synkinetischen Pupillenverengerungen in Wegfall gelangen. Jene treffende Bezeichnung stammt von Erb, während das Phänomen selbst bekanntlich im Jahre 1869 vom englischen Ophthalmologen Argyll Robertson zuerst beschrieben wurde. Die Klinik dieses diagnostisch überaus wichtigen Symptoms soll uns später beschäftigen und vorerst möchte ich nur das wenige noch resümieren, was uns über dessen Pathogenese und pathologische Anatomie mitgeteilt worden ist.

Wenn wir uns nach Fig. 22 zurechtlegen, wo eine Läsion sitzen muß, um reflektorische Pupillenstarre hervorzurufen, so kann sie nur zwischen primären Sehzentren und Sphinkterkern zu suchen sein; denn säße sie proximal von dieser Strecke, so müßte die Lichtstarre sich mit Hemianopsie, säße sie distal davon, mit völliger Sphinkterlähmung vergesellschaften. Nun ziehen die betreffenden Neurone unter dem Boden des Aquaeductus Sylvii hindurch und man müßte somit nach dem Schema bei allen Fällen von Tabes, Paralyse oder Lues cerebrospinalis, die intra vitam die reflektorische Pupillenstarre darboten, dort post mortem anatomische Veränderungen finden. Das ist aber keineswegs der Fall.

Darum hat Bach die Theorie aufgestellt und durch Experimente zu stützen gesucht, daß weiter unten im Hirnstamm, nämlich in der Medulla oblongata, noch Pupillenzentren vorhanden sein müssen, die speziell beim Lichtreflex der Pupille in Aktion treten. Er stützte sich darauf, daß er nach Durchschneidung des verlängerten Markes am unteren Ende der Rautengrube bei der Katze sofortige Lichtstarre beider Pupillen, bei einseitiger Durchtrennung Lichtstarre der kontralateralen Pupille erhalten habe und konstruierte darauf ein detailliertes Schema des Lichtreflexes. Aber diese Versuche sind von Levinsohn, Trendelenburg und Bumke nachgeprüft worden und zwar mit negativem Resultate, in einer späteren Arbeit gab Bach selbst zu, „daß nach den jetzigen Beobachtungen die Annahme physiologisch wichtiger Zentren für den Pupillarreflex in der Medulla oblongata fraglich erscheinen muß".

Klinisch wurde von Wolff, Gaupp, Reichhardt, Kauffmann u. a. zugunsten eines Reflexzentrums im oberen Halsmarke angeführt, daß in Fällen von Paralyse mit Robertsonschem Symptom sich Veränderungen in den Hintersträngen des Halsmarkes vorfanden, also eine Kombination mit Tabes superior. Fürstner und Naka haben jedoch gelegentlich bei klinisch sicher nachgewiesener reflektorischer Pupillenstarre ein absolut intaktes Halsmark gefunden und ich bin darum der Ansicht, daß auch ohne tabische Komplikationen der Paralyse ein typischer „Argyll Robertson" vorkommen kann, namentlich im Initialstadium. Die Fälle, die zur Sektion kommen, betreffen aber fast ausnahmslos das Stadium terminale und bei letzterem finden wir die Funiculi posteriores fast nie intakt. Reichardt und Dreyfus haben ferner auf Fälle hingewiesen, bei welchen Herderkrankungen des Halsmarkes (Geschwülste, Verletzungen, Kompression)

angeblich reflektorische Pupillenstarre zur Folge gehabt haben sollen, aber
Bumke hat diese Fälle einzeln auf ihre Beweiskraft untersucht und gefunden,
daß kein einziger der Kritik standhält; das eine Mal war die Pupillenstarre
in der Agone auftreten, das andere Mal waren neben einem Gumma im Halsmark noch eine Reihe von Gummen im Gehirne vorhanden usw. Und aus
der Arbeit Kochers über die Verletzungen des oberen Halsmarkes geht
hervor, daß dabei kein Argyll Robertsonsches Phänomen vorkommt.

Andere Hypothesen sind ebenfalls widerlegt worden, so diejenige von
Rieger und Forster, welche die reflektorische Pupillenstarre auf eine
Lähmung der pupillenerweiternden Sympathikusfasern beziehen wollten;
heute wissen wir, daß selbst vollständige Durchtrennung des Halssympathikus
eine reflektorische Pupillenstarre nicht erzeugt. Auch der Versuch Marinas,
Läsionen im Ganglion ciliare als das eigentliche Substrat des Argyll

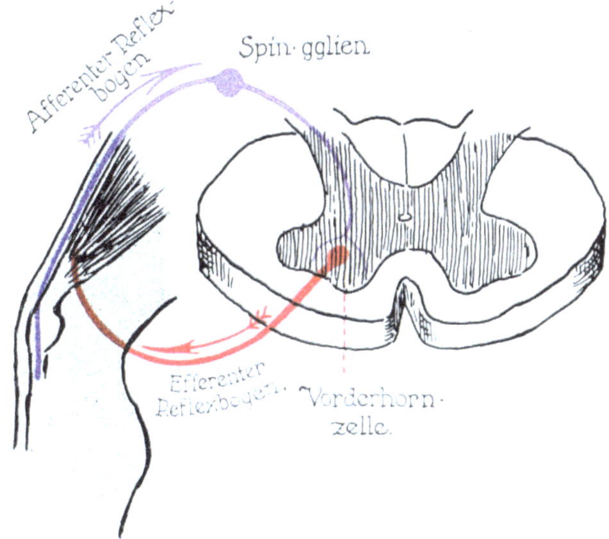

Fig. 24. Schematische Darstellung der dem Zustandekommen des Patellarreflexes
dienenden Bahnen.

Robertsonschen Phänomens darzustellen, konnte der Kritik nicht stand-
halten, so daß wir eben doch bis auf weiteres in den Ver-
bindungsbahnen zwischen primären Sehzentren und Westphal-
Edingerschem Kern die der reflektorischen Pupillenstarre zugrunde liegende Läsion suchen müssen. Hier, d. h. im zentralen
Höhlengrau des Aquaeductus Sylvii, haben ja auch von Monakow,
Pineles, Siemerling, Moeli autoptische Befunde erhoben, und für diejenigen Fälle, wo solche nicht vorliegen, müssen wir eben annehmen, daß
dabei die Schädigung nicht bis zu demjenigen Intensitätsgrade gediehen ist,
bei dem unsere histologischen Methoden den anatomischen Nachweis der
Schädigung von Neuronen gestatten. In bezug auf die Tabes ist ferner
von größter Wichtigkeit hervorzuheben, daß auch im Rückenmarke die Erkrankung der analogen Gebilde, d. h. der um die Vorderhornzellen sich
aufsplitternden Reflexkollateralen (siehe Fig. 24) zur Aufhebung des Patellarreflexes, Achillessehnenreflexes usw. führt.

B. Anatomie, Physiologie und Physiopathologie der zentralen Sehapparate.

I.

Bevor wir nunmehr auf die Struktur, die Funktionen und die Störungen der „zentralen Sehapparate" eingehen, sei darauf hingewiesen, daß hierbei, nach der allgemein üblich gewordenen Terminologie, das Wort „zentral" nur topographisch-anatomisch, d. h. als Äquivalent von „intrakranial" oder „retroorbital" verstanden sein will. Die Scheidung zwischen pheripher und zentral ließe sich ja ohnehin beim Sehapparate nicht nach denjenigen Prinzipien durchführen, wie bei anderen Innervationsbezirken; denn die Optici sind bekanntlich entwicklungsgeschichtlich gar

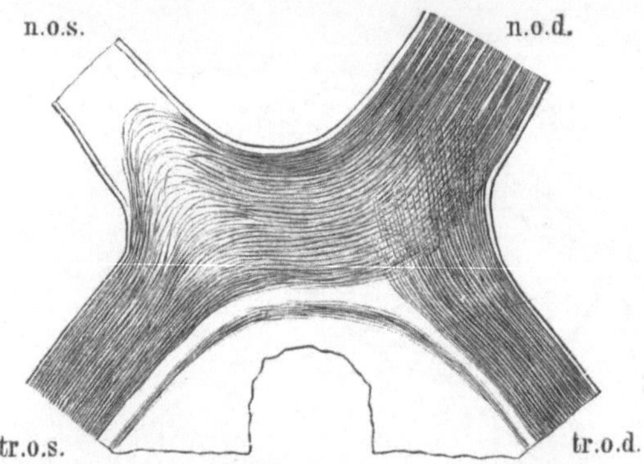

Fig. 25. Chiasma nervorum opticorum nach linksseitiger Erblindung. Weigertpräparat.

(Aus: F u c h s, Lehrbuch der Augenheilkunde. XII. Aufl. Leipzig-Wien. Deuticke 1910.)

n. o. s. = Nervus opticus sinister.   *n. o. d.* = Nerv. opt. dexter.   *tr. o. s.* = Tractus opticus sinister.   *tr. o. d.* = Tractus opticus dexter.

nicht als periphere Nerven, sondern als Ausstülpungen des Zentralorgans aufzufassen.

Grobschematisch habe ich auf Fig. 22 (S. 26) den Verlauf der optischen Bahnen bis zum Okzipitalpol des Gehirns dargestellt. Aus der Netzhaut treten die Sehfasern in die Nervi optici über und gelangen zum Chiasma. Hier findet eine partielle Kreuzung statt, derzufolge jenseits des Chiasmas der li n k e Tractus opticus diejenigen Fasern führt, die aus den li n k e n Hälften b e i d e r Retinae stammen — der r e c h t e Traktus die Neurone aus den beiden r e c h t e n Netzhauthälften.

Da nun die Linse auf die Retina ein umg e k e h r t e s Bild der Außenwelt projiziert, hat die geschilderte partielle Kreuzung das physiologische Resultat, d a ß d i e W a h r n e h m u n g d e r l i n k e n H ä l f t e d e s G e s i c h t s feld e s d u r c h d e n r e c h t e n T r a c t u s o p t i c u s v e r m i t t e l t wird und umgekehrt.

Fig. 25 zeigt ein nach W e i g e r t gefärbtes Präparat des Chiasmas eines von Geburt an einseitig Erblindeten. Man kann sich daran über die Anordnung und das gegenseitige Mengenverhätnis des gekreuzten und des ungekreuzten Anteiles gut Rechenschaft geben. Sie bemerken auch an der hinteren Seite des Chiasmas und am Innenrande der Traktus die Commissura inferior oder „Guddensche Kommissur", welche beim Tierversuch sogar nach beiderseitiger Enukleation der Augen erhalten bleibt und wahrscheinlich mit dem Sehen nichts zu tun hat. Ihr Ursprung scheint im Corpus geniculatum mediale zu liegen.

Es zeigt sich an diesem Präparate, daß die im Chiasma kreuzenden Fasern, also diejenigen aus den nasalen Partien der Netzhaut, die Majori-

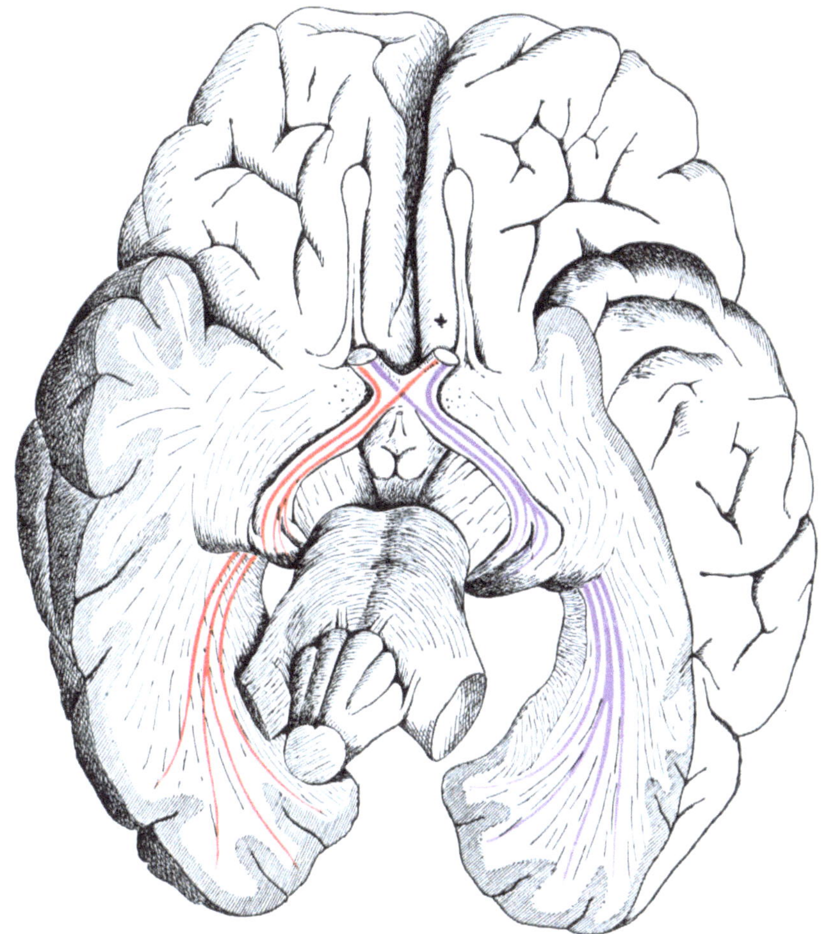

Fig. 26. Verlauf der Sehbahnen.
(Aus: Villiger, Gehirn und Rückenmark. III. Aufl. Leipzig, Engelmann 1912.)

tät sämtlicher Optikusfasern repräsentieren. Die lateralen Gesichtsfeldhälften, deren Bild auf die Stäbchen und Zapfen der beiden nasalen Netzhauthälften fällt, sind eben größer als die medialen Gesichtsfeldhälften, die schon durch das Vorspringen des Nasenrückens eingeschränkt werden.

Jeder Tractus opticus führt, wie Fig. 26 zeigt, die Sehnervenneurone um das Gehirn herum dorsalwärts zu den gleichseitigen „primären Sehzentren", wo ihre Endigung stattfindet. Diese primären Zentren haben

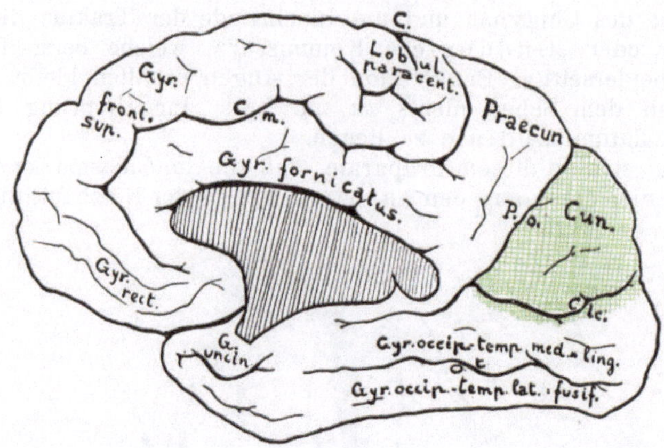

Fig. 27. Mediale Oberfläche der rechten Großhirnhemisphäre.

C = Zentralfurche. $C.\,m.$ = Sulcus calloso-marginalis. $P.\,o.$ = Parietookzipitalfurche. $Clc.$ =
Fissura calcarina. $O.\,t.$ = Okzipitotemporalfurche.   G r ü n = kortikale Sehsphäre (Area striata).

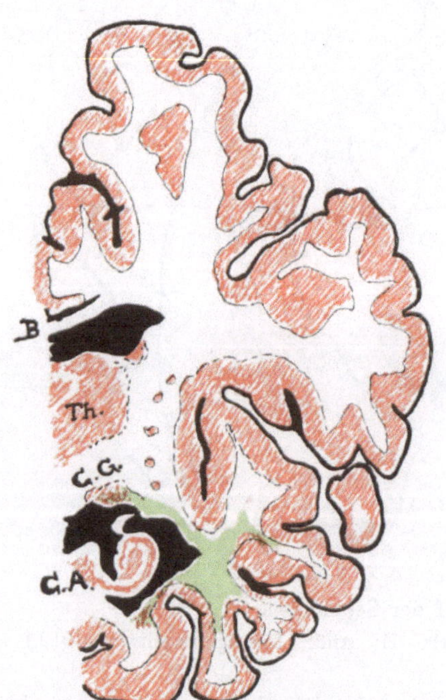

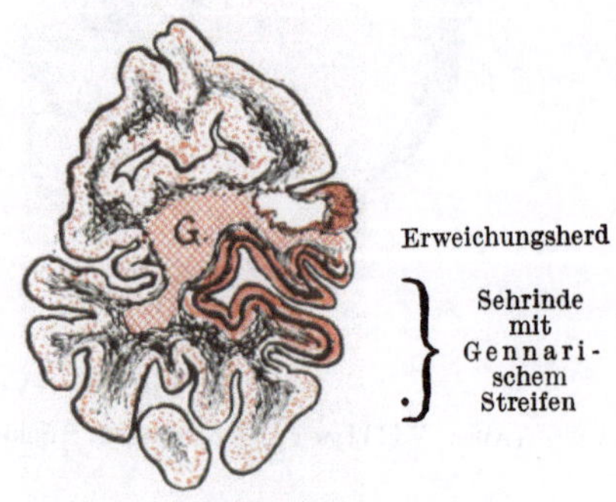

Fig. 28. Degeneration der sekundären Sehbahn (Frontalschnitt).

(Pause eines Präparates aus dem hirnanatomischen
Institut Zürich.)

B = Balken. $Th.$ = Thalamus. $C.\,G.$ = Corpus
geniculatum laterale. $G.\,A.$ = Cornu Ammonis.
G r ü n = degenerierte Faserzüge.

Fig. 29. Degeneration der sekundären
Sehbahn (Frontalschnitt in der Nähe
des Okzipitalpols).

(Nach einem Präparate aus dem hirnanatomischen Institut Zürich; natürl. Größe.)

$G.$ = degenerierte G r a t i o l e t sche Bahn.

wir ja bereits bei Besprechung der Pupillenreflexbahnen namhaft gemacht. Es sind: 1. der hintere Teil des Thalamus opticus, der sog. Pulvinar; 2. der vordere Vierhügel und 3. das Corpus geniculatum laterale. Das letzterwähnte Gebilde scheint nach Henschens Untersuchungen die größte Bedeutung

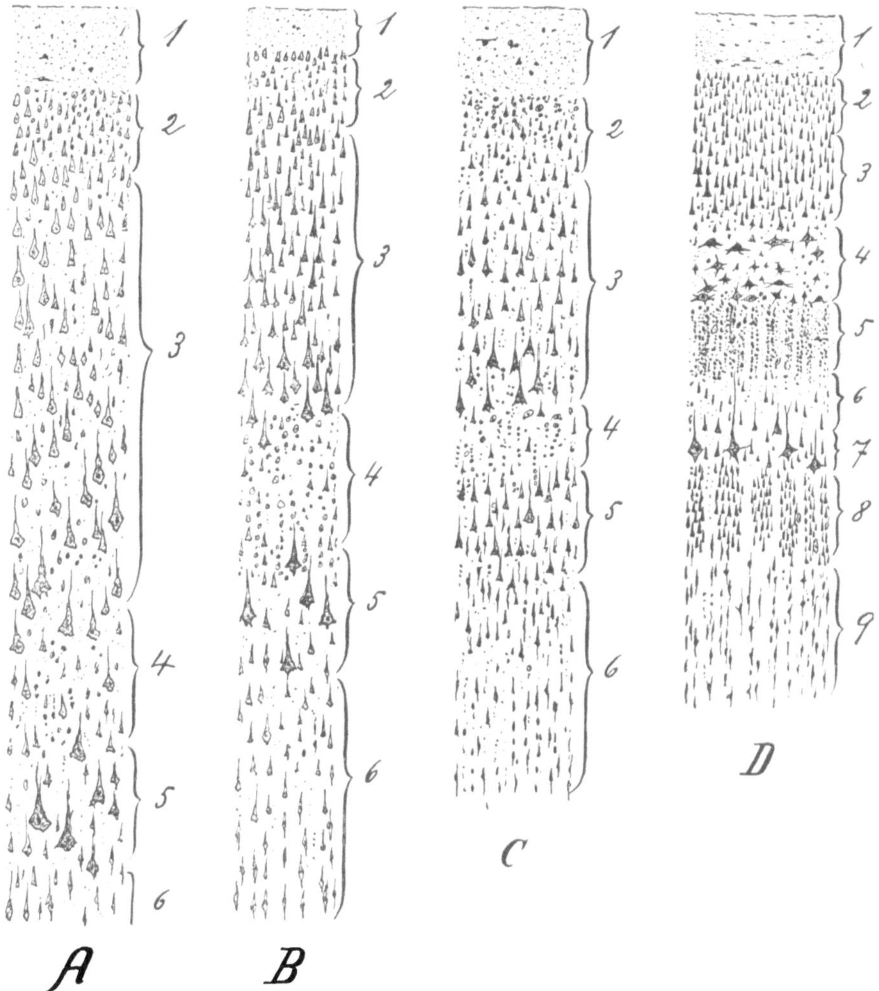

Fig. 30.   Bau der Großhirnrinde in verschiedenen Regionen (Cytoarchitektonik).

(Aus: Villiger, Gehirn und Rückenmark. III. Aufl. Leipzig. Engelmann 1912.)

A = Vordere Zentralwindung. *B* = Hintere Zentralwindung. *C* = Hörrinde. *D* = Sehrinde. Die Schichten *4* und *5* von *D* stellen den Gennarischen (Vicq d'Azyrschen) Streifen dar.

für den Sehakt zu haben, während der Thalamus opticus und ganz besonders der vordere Vierhügel vorwiegend der Reflexvermittelung dienen.

Nachdem von den primären Sehzentren die Leitung für den Lichtreflex der Pupillen sich zum Okulomotoriuskerne abgezweigt hat, zieht die sekundäre Sehbahn (oder Gratioletsche Bahn) in das gleichseitige optische Rindenfeld, das im Cuneus des Okzipitallappens lokalisiert ist und in den benachbarten Gyrus lingualis etwas herübergreift (Fig. 27). Das kortikale Sehzentrum jeder Hemisphäre dient somit der Wahrnehmung der entgegengesetzten Gesichtsfeldhälfte.

Die Figuren 28 und 29 geben Präparate wieder, welche eine sekundäre Degeneration des Gratioletschen Bündels aufweisen. Auf Fig. 29 ist die durch den sog. Gennarischen oder Vicq d'Azyrschen Streifen gekennzeichnete Struktur der Sehrinde sichtbar, die daher auch „Area striata“ benannt wird. Das Erhaltenbleiben dieses Gennarischen Streifens nach langdauernden Zerstörungen der Sehstrahlung läßt die von Ramón y Cajal für jenes Gebilde gewählte Bezeichnung „Plexus opticus“ als unzutreffend bezeichnen. Höchstwahrscheinlich sind die Zellen der den Gennarischen Streifen konstituierenden Rindenschichten (siehe Fig. 30) lediglich als Assoziationszellen anzusprechen.

Mit der Aufsplitterung der Gratioletschen Neurone in der Cuneusrinde finden die für den eigentlichen Sehakt in Betracht kommenden Bahnen ihr Ende. Es schließen sich aber noch weitere Gebilde an, die das anatomische Substrat für die begriffliche Verwertung des Gesehenen darstellen. Aus dem Cuneus ziehen nämlich Assoziationsfasern zur lateralen, konvexen Fläche des Okzipitallappens und des hinteren unteren Scheitellappens herüber. Diese Rindenpartien, in welchen die Erinnerungsbilder für die Bedeutung eines gesehenen Gegenstandes aufgestapelt sind, stellen die optischen Vorstellungszentren dar, während der Cuneus lediglich als Wahrnehmungszentrum für optische Eindrücke angesprochen werden kann.

Schon das einfache Schema von Fig. 22, das nur die gröbsten und prinzipiell wichtigsten Kriterien der optischen Leitungsbahnen graphisch wiedergibt, gestattet uns eine ganze Reihe topisch-diagnostischer Regeln für die Lokalisation zentraler Sehstöruugen zu deduzieren, ja gewissermaßen direkt „abzulesen“. Wir wollen nun diese Regeln zunächst Revue passieren lassen, und dabei die Betrachtung differenzierterer Symptomenkomplexe — z. B. des „überschüssigen Gesichsfeldes“ und der „Quadranthemianopsien“ — noch etwas aufschieben (siehe unten S. 46 ff.).

Die nach zirkumskripten Erkrankungen oder Verletzungen im Bereiche der zentralen Sehapparate auftretenden Sehstörungen zeigen grundsätzliche symptomatologische Verschiedenheiten, je nachdem die Läsion in einem der 5 folgenden Abschnitte ihren Sitz hat:

1. Optikus peripher vom Chiasma;
2. Sehnervenkreuzung;
3. Tractus opticus, primäre Sehzentren und Gratioletsche Strahlung;
4. Area striata — und
5. Marksubstanz oder Konvexität des Hinterhauptlappens und des Gyrus angularis.

1. Klinische Bedeutung der Läsionen des Optikus peripher vom Chiasma.

Totale Zerstörung des Sehnerven zwischen Retina und Chiasma hat selbstverständlich totale Amaurose des betreffenden Auges zur Folge, dessen Belichtung auch keine Pupillenreaktion auszulösen vermag. Wohl aber besteht die konsensuelle Reaktion bei Belichtung des anderen, lichtperzipierenden Auges weiter. Ist die Zerstörung des Optikus nur eine partielle, so tritt natürlich an Stelle der Amaurose die Skotombildung, Gesichtsfeldeinschränkung usw.

2. Klinische Bedeutung der Läsionen des Chiasmas selbst.

Haben wir es dagegen mit einer Läsion des Chiasmas zu tun, so sind 3 Haupteventualitäten zu berücksichtigen, nämlich:

a) Zerstörung der medialen Chiasmapartie;

b) Zerstörung der lateralen Chiasmapartien und

c) Zerstörung einer Chiasmahälfte.

Besonders häufig (natürlich: relativ häufig!) ist die Zerstörung der

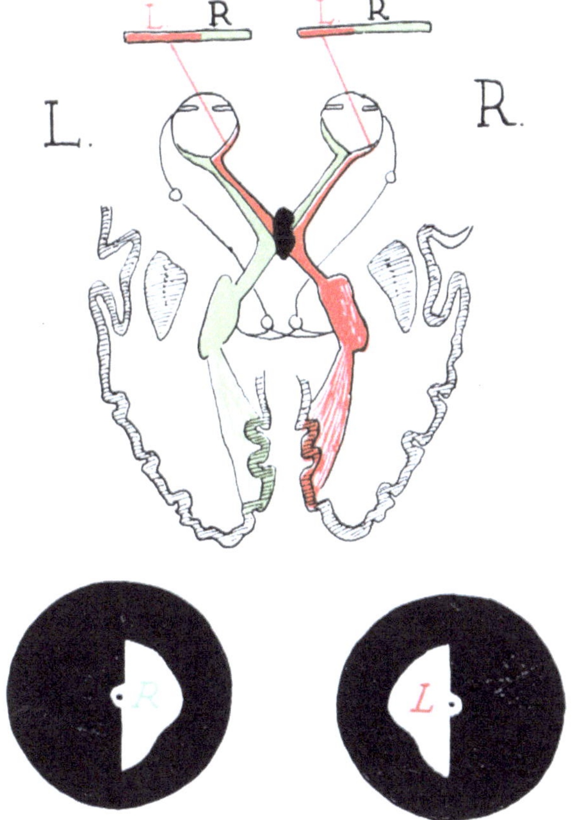

Fig. 31. Zustandekommen bitemporaler heteronymer Hemianopsie bei Zerstörung der medialen Chiasmapartie.

medialen Partie des Chiasmas bei Hypophysentumoren, Hydrops des 3. Ventrikels mit Dilatation des Infundibulum, Empyem der Keilbeinhöhle oder der Siebbeinzellen. Dabei kommt es zu einer Zerstörung von kreuzenden Optikusneuronen, die aus den nasalen Netzhautpartien stammen, und das Resultat ist demgemäß ein Ausfall beider temporaler Gesichtsfeldhälften, eine bitemporale Hemianopsie, die wir auch heteronym nennen, weil am rechten Auge die rechte, am linken Auge die linke Gesichtsfeldhälfte ausgelöscht ist (Fig. 31).

3*

Die umgekehrten Verhältnisse, d. h. Zerstörung der äußeren Partien des Chiasmas mit Erhaltensein des medialen Teiles, kommen dagegen nur äußerst selten zustande, z. B. durch Aneurysmen beider Karotiden oder symmetrische luetische Infiltrate an der Schädelbasis. In einem Falle, der wohl ein Unikum repräsentiert, habe ich diese Läsion auch bei einem Endotheliom der Seitenventrikel beobachtet, wobei offenbar das Infundibulum durch den sekundären Hydrocephalus lateralwärts über das Chiasma sich

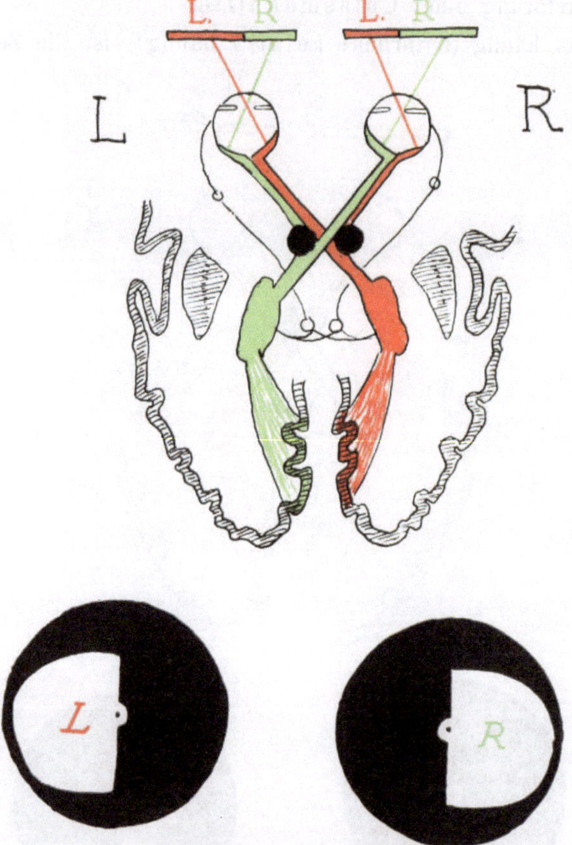

Fig. 32. Zustandekommen nasaler heteronymer Hemianopsie bei Zerstörung der lateralen Chiasmapartien.

ausgebuchtet hatte. In solchen Fällen fällt die Funktion der nicht gekreuzten Optikusfasern und der dazu gehörigen lateralen Netzhauthälften weg und es ergibt sich die nasale Hemianopsie; auch sie ist natürlich eine heteronyme (Fig. 32).

Die halbseitige Vernichtung eines Chiasmas, die wohl am häufigsten durch Verletzungen, speziell Schußverletzungen hervorgerufen wird, aber auch durch Tumoren verursacht sein kann, ruft natürlich Amaurose der gleichseitigen und temporale Hemianopsie des gegenüberliegenden Auges hervor; Fig. 33 veranschaulicht schematisch diese Verhältnisse, während Fig. 34 die Topographie der Chiasmagegend demonstrieren mag.

3. Klinische Bedeutung der Läsionen des Tractus opticus, der primären Sehzentren und der Gratioletschen Strahlung.

Alle Unterbrechungen der Sehbahn, die weiter hinten als das Chiasma ihren Sitz haben, erzeugen eine laterale Hemianopsie für die der lädierten Seite gegenüberliegende Gesichtsfeldhälfte. Da dabei der Ausfall an beiden Augen entweder die rechte oder die linke Hälfte betrifft, ist diese laterale Hemianopsie als „homonym" zu bezeichnen (Fig. 35).

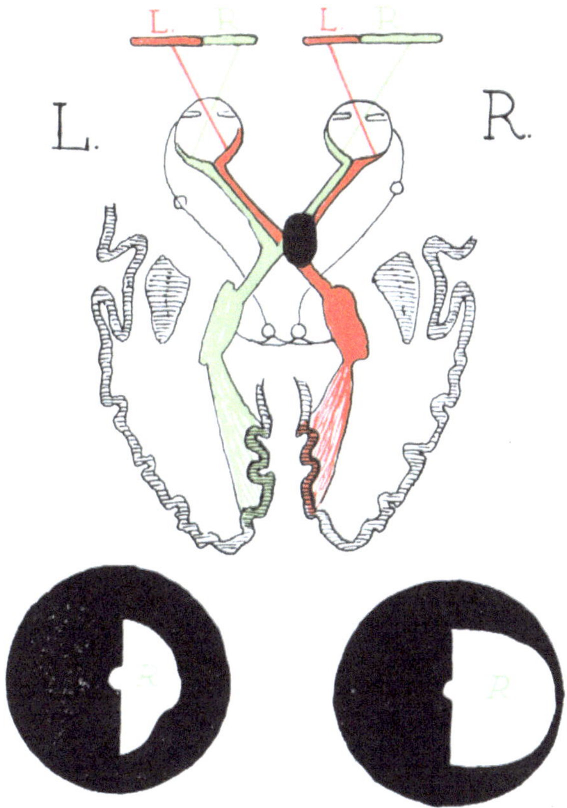

Fig. 33. Zustandekommen von Amaurose des gleichseitigen und temporaler Hemianopsie des gegenüberliegenden Auges durch Zerstörung einer Chiasmahälfte.

Es machen sich aber hinsichtlich der Pupillenreaktion auf Licht wichtige Unterschiede bemerkbar, je nachdem die Unterbrechung diesseits oder jenseits vom Abgange der Reflexbahnen zum Westphal-Edingerschen Kerne stattgefunden hat.

Sitzt nämlich die Läsion peripher von jener Abzweigung, z. B. im Tractus opticus, so ist für einen Lichtreiz, der auf die erblindeten Netzhauthälften fällt, der Zugang zum Okulomotoriuskerne blockiert; er ruft also keine Pupillenkontraktion hervor und es besteht „hemianopische Pupillenstarre".

Ist aber die Unterbrechung zentral von der Abzweigung der Reflexfasern lokalisiert, sagen wir in der Gratioletschen Faserung, so gelangt der

auf die unempfindlichen Netzhautteile fallende Lichtreiz zwar nicht mehr in
die kortikalen Sehzentren, wohl aber nach wie vor in den Zentren der
Irissphinkteren. So kommt es in derartigen Fällen zum Wernickeschen Phänomen der „hemianopischen Pupillenreaktion“.

Leider büßen hemianopische Pupillenstarre und hemianopische Pupillenreaktion viel von ihrem klinischen Werte durch die außerordentlichen Schwierigkeiten ein, welche sich ihrem Nachweise entgegenstellen. Schon die Pupillen-
beobachtung im Dunkelzimmer ist eine delikate Sache, noch störender macht

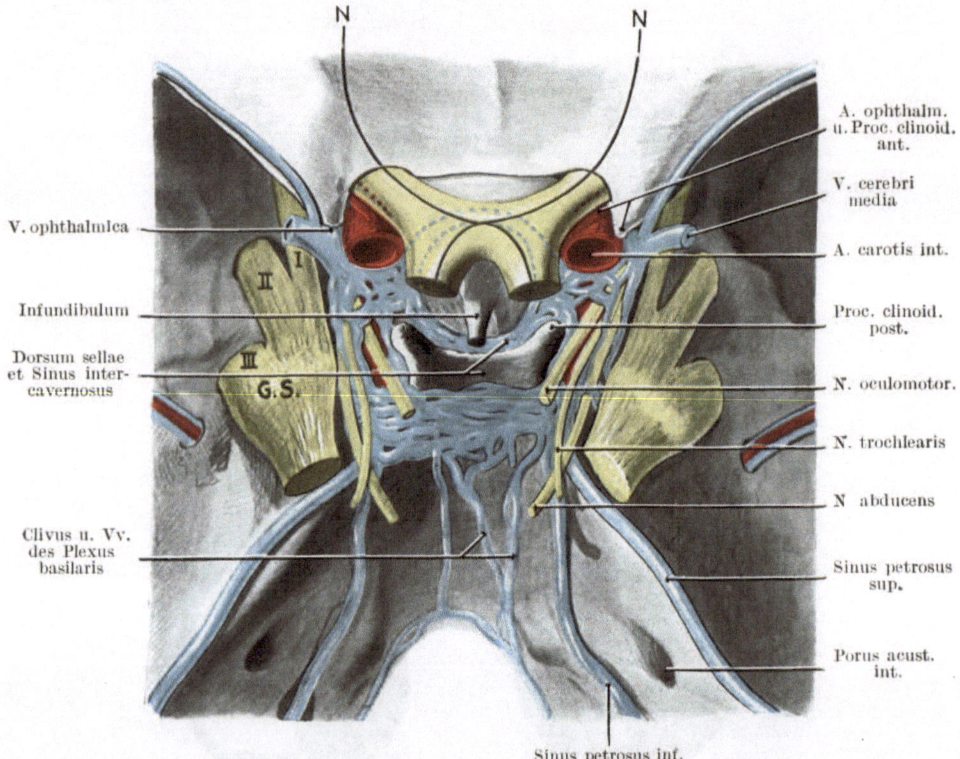

Fig. 34. Topographie der Hypophysis, des Chiasma nervorum opticorum und des
Sinus cavernosus.

(Aus: Corning, Lehrbuch der topographischen Anatomie. III. Aufl. 1911.)

Für die Darstellung des Sinus cavernosus ist eine Abbildung von Toldt benützt worden.

N N = Fasern aus den nasalen Hälften der Retina, die sich im Chiasma nerv. opticorum kreuzen.

sich aber der Umstand geltend, daß die nicht vollkommen durchsichtigen
Augenmedien als Reflektor wirken und auch dann, wenn nur die eine Retinahälfte direkt bestrahlt wird, der anderen indirektes Licht zukommen
lassen. Ferner ist es schwierig, das Bestrahlen der Makula zu vermeiden,
wo gekreuzt und ungekreuzt verlaufende Optikusfasern entspringen. Bekanntlich haben diese verschiedenen Fehlerquellen der Konstruktion besonderer
Apparate gerufen, worunter der Pupillenreaktionsprüfer von Fragstein
und Kempner und das Heßsche Photometer die bekanntesten sind, der
neue Apparat von A. Vogt mir die sichersten Resultate zu geben scheint.

Diese Vorrichtungen haben denn auch die topisch-diagnostische Verwertbarkeit des Wernickeschen Phänomens bedeutend gefördert.

Paradox ist der gelegentliche Befund hemianopischer Pupillenstarre in Fällen, wo bei der Autopsie oder bei der Operation die Läsion im Okzipitalmark gefunden wurde. So war es z. B. in einem von J. Kopp in Luzern operierten und publizierten Falle von Porencephalo-Hydrocephalia traumatica, den ich eingehend neurologisch zu untersuchen die Gelegenheit hatte. Es handelte sich aber hier wie in ähnlichen Be-

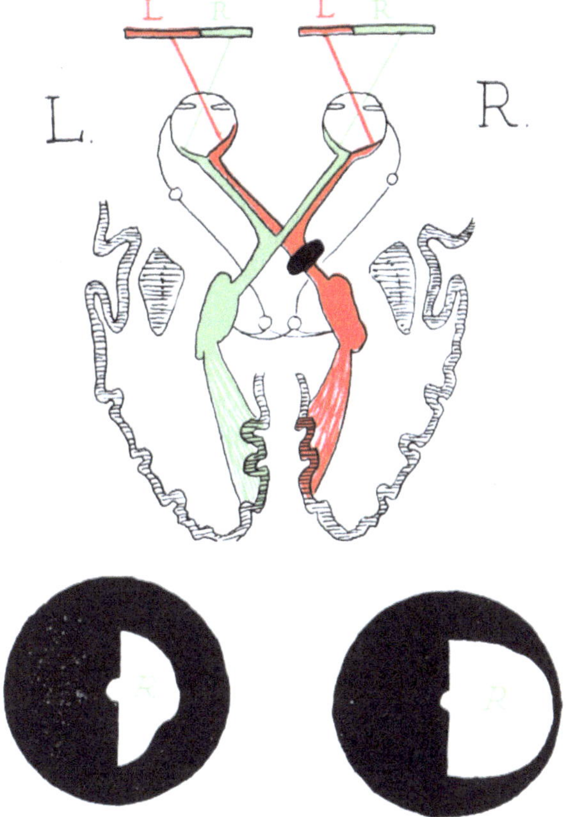

Fig. 35. Zustandekommen lateraler homonymer Hemianopsie bei Zerstörung eines Tractus opticus.

obachtungen, um Fälle von sehr langem Bestande, wobei offenbar degenerative Vorgänge über die Grenzen der ursprünglich zerstörten Neurone hinaus allmählich in den Bereich der Optikusfasern sich fortgepflanzt haben, wie es Schmidt-Rimpler annimmt.

Bevor wir weitergehen, sei noch erwähnt, daß man als große Raritäten auch Fälle mit „hemianopischer Pupillenstarre ohne Hemianopsie" beschrieben hat. Sie werden durch die Annahme erklärt, daß dabei die aus einem Tractus opticus stammenden Reflexfasern nach ihrer Trennung von den optischen Neuronen, also zwischen Corpus geniculatum externum und Okulomotoriuskern, zerstört worden sind (siehe Fig. 22 u. 23,

S. 26 u. 27). Ja sogar eine einseitige hemianopische Pupillen-starre ohne Hemianopsie soll vorkommen. Dabei müßte man annehmen, daß von den aus einem Tractus opticus stammenden Neuronen nur die zu einem der beiden Sphinkterenkerne hinziehenden Reflexfasern zerstört sind (siehe Fig. 22 u. 23, S. 26 u. 27).

4. Klinische Bedeutung der Läsionen der Area striata.

Wenn wir nun zu den Ausfallserscheinungen bei Erkrankungen und Verletzungen der Area striata übergehen, so ist es zunächst selbstverständlich, daß einseitige totale Ausschaltung der kortikalen Sehsphäre ebensowohl eine homonyme laterale Hemianopsie für die gegenseitige Gesichtsfeldhälfte bei erhaltener Pupillenreaktion wird hervorrufen müssen, wie die Vernichtung der in jene Rindenpartie hereinstrahlenden sekundären Sehbahn. Nur sind eben totale Zerstörungen der Sehrinde nicht gerade häufig, da deren räumliche Ausdehnung (die wir dank dem so charakteristischen Gennarischen Streifen [s. o. S. 34 ff.] sehr leicht zu überblicken imstande sind) eine verhältnismäßig recht große ist. Bei gewissen Rassen — Malayen, Ägyptern — reicht sie übrigens sogar auf die laterale Seite des Okzipitalhirnes herüber!

Infolge nur partiellen Auslöschens der kontralateralen Gesichtsfeldhälften bei umschriebenen Läsionen der Sehrinde kommt es nun vorwiegend zu den sogenannten „Quadranthemianopsien", auf die wir später näher eingehen wollen. Anderseits sind auch doppelseitige Affektionen der Area striata nicht ganz selten; neben den Zerstörungen durch Tumoren der Falx cerebri, die ja die beiderseitigen Okzipitallappen voneinander scheidet, spielen hier auch toxische diffuse Rindenerkrankungen, wie die Encephalopathia saturnina und die Urämie, eine Rolle. Bei diesen Zuständen kann es deshalb zur „Rindenblindheit" kommen, bei der direkte und konsensuelle Lichtreaktion an beiden amaurotischen Augen erhalten bleiben.

5. Klinische Bedeutung der Läsionen der Marksubstanz und der Konvexität des Hinterhauptlappens.

Von der soeben erwähnten Rindenblindheit wohl zu unterscheiden ist die „Seelenblindheit", bei der die Patienten die Gegenstände als flächenförmige oder körperliche Gebilde zu sehen, sie aber nicht zu erkennen vermögen. Zeigen wir einen Seelenblinden einen Gegenstand (Löffel, Bleistift, Flasche, Schlüssel, Hut, Schachtel, Photographie, Handschuh etc.), so kann er dessen Form, oft auch dessen Farbe angeben, er kann ferner gleichartige Objekte ohne Schwierigkeiten sortieren, er hat aber für die Bedeutung des Gegenstandes das Verständnis verloren.

Die Seelenblindheit ist nur als ein Spezialfall der sogenannten „Agnosie", nämlich als die optische Agnosie, anzusprechen und als ein Seitenstück zur akustischen Agnosie oder „Seelentaubheit" und zur taktilen Agnosie. Bei ersterer ist, infolge gestörter Assoziationen zwischen den Stätten der akustischen Sinnesempfindungen und dem Begriffszentrum, die Identifizierung von Gehöreindrücken aufgehoben, und der Seelentaube ist daher mit geschlossenen Augen nicht imstande, eine Uhr am Ticken, einen Hund am Bellen, einen Schlüsselbund am Rasseln, einen Wasserstrahl am Plätschern zu erkennen. Bei der taktilen Agnosie macht dagegen der Patient, wenn er z. B. mit geschlossenen Augen einen Bleistift abzutasten bekommt, nur die Angabe: „es ist rund und auf der einen Seite spitz" — oder bei einem Stück Zucker: „es ist viereckig und rauh" — oder bei einem Schlüssel „es ist kalt, es scheint Metall zu sein, es ist lang, auf der einen Seite ist etwas daran," und kann die Gegenstände erst erkennen, wenn er die Augen öffnet.

Während die Seelentaubheit durch Erkrankungen des linken Schläfenlappens entsteht, und die Tastagnosie durch Läsionen des mittleren Drittels einer hinteren Zentralwindung (und zwar jeweilen für die kontralaterale Hand) kommt die Seelenblindheit durch beiderseitige Zerstörung der kortikalen optischen Erinnerungsfelder zustande, die auf der konvexen Seite des Hinterhauptlappens den auf dessen medialer Fläche gelegenen kortikalen optischen Wahrnehmungszentren gegenüberliegen. Doppelseitige Herde der Marksubstanz des Okzipitalpoles, welche die Verbindungen zwischen jenen beiden Zentren lösen, haben natürlich dieselbe physiopathologische Bedeutung; dagegen hat es sich in denjenigen Fällen, wo eine einseitige Erkrankung des Hinterhauptlappens Seelenblindheit erzeugte, herausgestellt, daß es sich um Tumoren handelte, die auch den anderen Lobus occipitalis durch Druck schädigen mußten.

Eine Abart der optischen Agnosie verdient eine gesonderte Betrachtung: Es ist dies die Alexie, die „Wortblindheit", die Unfähigkeit, Schriftzeichen zu erkennen. Nach Liepmann bringen wir die Alexie als eine „Symbolagnosie" in Gegensatz zur Seelenblindheit, die sich als eine umfassendere Störung, als eine „Objektagnosie" dokumentiert. Die Erkennung der Buchstaben ist bekanntlich an die anatomische und physiologische Integrität einer Rindenstelle gebunden, die sich — bei Rechtshändern — im linksseitigen Gyrus angularis befindet. Diese Partie wird gewöhnlich, wie wir es auch auf Fig. 14 u. 37, S. 15 u. 43 getan haben, der Einfachheit halber als das „kortikale Lesezentrum" bezeichnet; selbstverständlich ist dieser Ausdruck nur cum grano salis zu nehmen, da es niemanden einfallen kann, für die von nur einem Teile der Menschen erworbene Fähigkeit des Lesens ein „Zentrum" in demselben Sinne annehmen zu wollen, wie etwa für eine bestimmte angeborene Funktion, wie die Bewegung eines Gelenkes oder dgl. Diese Rindenstelle ist aber charakterisiert durch enge Beziehungen sowohl zur optischen Rindensphäre, als auch zum kortikalen Felde des Sprachverständnisses, zum sogenannten Wernickeschen Zentrum in der linken oberen Schläfenwindung. — „Kongenitale Wortblindheit", zuweilen familiär auftretend, wurde von Kerr, Morgan, Hinshelwood als Aplasie des „Lesezentrums" aufgefaßt. Es kann sich aber auch in derartigen Fällen, wie Wolff gezeigt hat, um eine bloße Äußerung allgemeiner psychischer Schwäche handeln. Daß gewisse, geistig rückständige Patienten zwar einigermaßen zu schreiben, nicht aber zu lesen lernen, beruht darauf, daß letzteres eben das Schwierigere ist (wie es z. B. jedem, der Stenographieren lernt, zum Bewußtsein kommt); dann handelt es sich somit, genau genommen, nur um einen partiellen Analphabetismus.

Da nach Zerstörung des Gyrus angularis gelegentlich nicht nur eine Alexie sondern auch eine Déviation conjuguée beobachtet wird, hat man früher an dieser Stelle ein zweites kortikales Blickzentrum erblicken wollen. Dies ist aber nicht der Fall. Vielmehr ist der Gyrus angularis lediglich die Durchgangsstelle einer Faserung, welche das optische Rindenzentrum mit dem Blickzentrum des Stirnhirnes verbindet. Topischdiagnostisch ist aber der Umstand, daß auch nach Scheitellappenzerstörung konjugierte Ablenkung der Augen sich finden kann, deswegen nicht von geringerer Bedeutung.

Ist in einer Hemisphäre die Cuneusrinde zerstört, in der anderen das Okzipitalmark oder die okzipitale Konvexitätsrinde, so kompliziert sich die Hemianopsie mit Seelenblindheit, weil auch das intakt gebliebene optische Erinnerungsfeld dadurch außer Betrieb gesetzt ist, daß ihm keine Reize aus dem benachbarten Cuneus mehr zuströmen können (vgl. Fig. 22, S. 26).

II.

Wenn die Aufgabe an uns herantritt, eine zentrale Sehstörung hinsichtlich des genauen Sitzes der ihr zugrundeliegenden Läsion zu lokalisieren, so müssen wir natürlich neben den optischen Phänomenen auch die anderweitige Symptomatologie in Betracht ziehen, die uns oft recht präzise Aufschlüsse zu liefern vermag. Einige Beispiele mögen genügen:

Auf einem schematisierten Horizontalschnitte durch eine Großhirnhemisphäre (Fig. 36) sehen wir dicht neben der Stelle, wo die Gratioletsche Bahn aus dem Thalamus nach der Rinde des Cuneus ausstrahlt, auch die Bahnen der allgemeinen Körpersensibilität den Sehhügel verlassen und in den hinteren Schenkel der inneren Kapsel eintreten — und lateral von letzteren finden wir die akustische Faserung, welche nach der Temporalrinde abzweigt. Sehr zutreffend bezeichnen daher die Franzosen diese Stelle als den „carrefour sensitif" — den „sensorischen Scheideweg". Frontalwärts reihen sich an diese physiologisch bedeutungsvolle Partie die motorischen Faserkomplexe für das Bein, den Arm, den Hypoglossus und endlich den Fazialis an. Sitzt also ein zu zentralen Sehstörungen führender Krankheitsherd (denken wir an den häufigen Fall einer Gehirnblutung) in der Gegend des Carrefours, so zeitigt er die charakteristische Trias der gekreuzten Hemianopsie, Hemianakusis (diese freilich

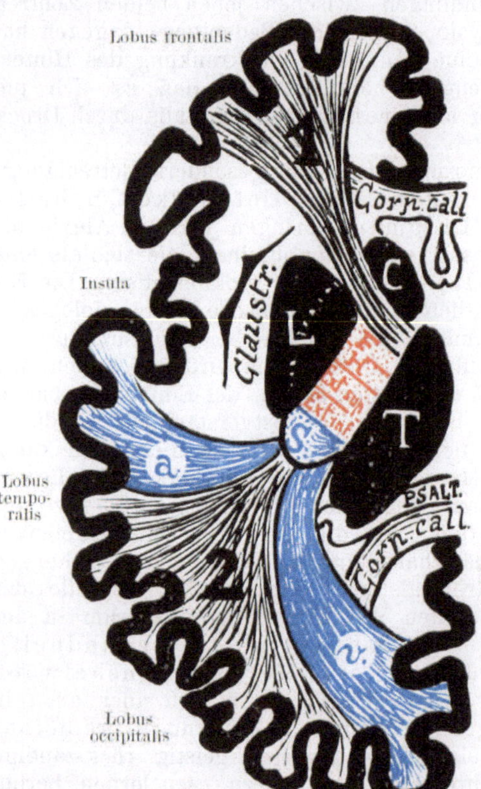

Fig. 36. Innere Kapsel und Strahlenkranz.

(Aus: Bing, Kompendium der topischen Gehirn- und Rückenmarksdiagnostik. V. Aufl. Berlin-Wien. Urban u. Schwarzenberg 1922.)

T = Thalamus. L = Nucleus lenticularis. C = Nucleus caudatus. F = supranukleäre Fazialisbahn. H = supranukleäre Hypoglossusbahn. Ext. sup., inf. = supranukleäre Bahn für die Armmuskeln, Beinmuskeln. S = Sensible Bahn (Tractus thalamo-corticales). a = akustische Bahn. v = visuelle Bahn. 1 = frontale Brückenbahn und Stabkranz zum Thalamus. 2 = okzipitotemporale Brückenbahn und Stabkranz zum Thalamus.

nur vorübergehend!) und Hemianästhesie. Dabei ist spastische Parese des anästhetischen Beines nicht selten, weil ja die Pyramidenfasern für diese Extremität sich dem Komplexe der sensiblen Neurone in der inneren Kapsel nach vorne dicht anschließen, wie wir gesehen haben.

Eine rechtsseitige homonyme Hemianopsie, die mit Alexie vergesellschaftet ist, muß in dem unterhalb des Gyrus angularis gelegenen Okzipitalmarke ihren Sitz haben (Fig. 37), während Läsionen des Gyrus angularis selbst keine Hemianopsie als Komplikation der Wortblindheit erzeugen, dafür aber agraphische Störungen und zuweilen auch Déviation conjuguée. Unterbricht doch ein solcher Rindenherd diejenigen Fasern, die das Lesezentrum mit dem Zentrum der Schreibbewegungen in der Präzentralwindung verbinden, und oft auch diejenigen, die vom optischen Rindenfeld zum Blickzentrum des Stirnhirnes hinziehen (siehe Fig. 14, S. 15).

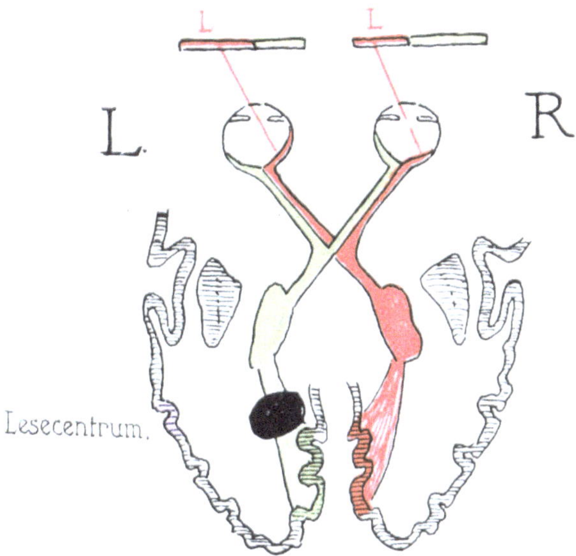

Fig. 37. Zustandekommen von rechtsseitiger homonymer Hemianopsie nebst Alexie durch einen Herd im linken Okzipitalmark.

Wo sich einer homonymen lateralen Hemianopsie Pupillenlähmung, Lähmungen der äußeren Augenmuskeln (und zwar speziell symmetrische Paralyse einzelner gleichnamiger Muskeln) Ataxie und Schwerhörigkeit hinzugesellen, haben wir an einen Krankheitsprozeß in der Vierhügelgegend zu denken. Es ist dies eben eine Region, wo auf sehr kleinem Raume viele wichtige Gebilde dicht beieinander liegen, nämlich Okulomotorius- und Trochleariskern, Sehbahn, Hörbahn, sensible Schleifenfaserung und der mit Kleinhirn und Rückenmark in engem Konnexe stehende rote Haubenkern. Auch der vertikale aufwärts gerichtete Nystagmus, den wir bereits als Symptom des Druckes von Geschwülsten auf die Lamina quadrigemina namhaft gemacht haben, kann sich einer Hemianopsie der letzterwähnten Lokalisation hinzugesellen.

Komplette oder inkomplette bitemporale Hemianopsie mit partieller oder totaler Okulomotorius-, zuweilen auch mit Trochlearis-, Abduzens- und Trigeminuslähmung, weist auf Erkrankungen (und zwar Tumoren) der Hypophyse hin. Doch kann auch bei derartigen Geschwülsten, infolge

totaler Chiasmazerstörung, beiderseitige Amaurose entstehen, oder durch
halbseitige Vernichtung der Sehnervenkreuzung, einseitige Erblindung
mit temporaler Hemianopsie. Ferner ist ja bekannt, daß bei vielen Erkrankungen des Hirnanhanges der typische Symptomenkomplex der Akro-

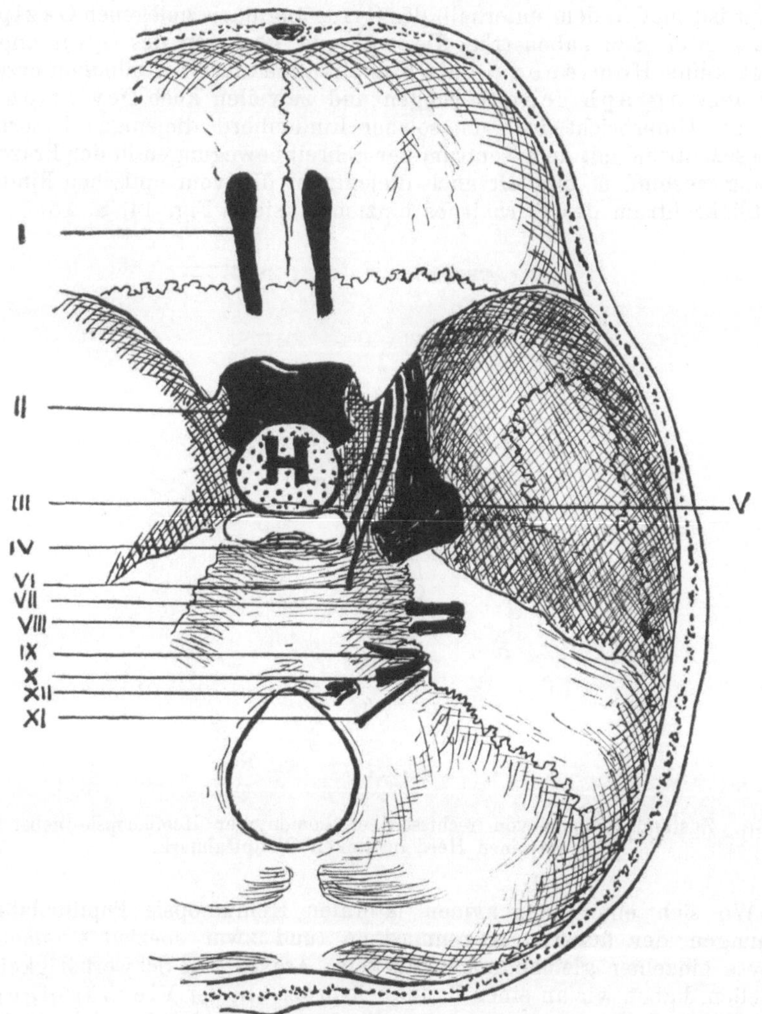

Fig. 38. Topographie der Schädelbasis.

(Aus: Bing, Kompendium der topischen Diagnostik. V. Aufl. Berlin-Wien. Urban u.
Schwarzenberg 1922.)

H = Hypophyse. $I—XII$ = Hirnnerven.

megalie — Riesenwachstum von Händen, Füßen, Unterkiefer, Zunge, Nase
zustande kommt, in anderen Fällen die sogenannte „Degeneratio adiposo-
genitalis", eine exzessive Fettentwicklung mit Entwicklungsstörungen im
Bereiche der Genitalien und der sekundären Geschlechtscharaktere. Fig. 38
zeigt die Nachbarschaftsbeziehungen zwischen Chiasma, Hypophyse, Okulomotorius, Trochlearis, Abduzens und Trigeminus.

Auch das Grundleiden, in dessen Verlauf zentrale Sehstörungen auftreten, vermag uns natürlich gewisse Anhaltspunkte für deren wahrscheinlichen Sitz zu liefern. Tritt z. B. eine homonyme laterale Hemianopsie im Verlaufe einer Meningitis ein, so deutet dies auf eine Erkrankung der gegenüberliegenden Cuneusrinde; gesellt sie sich den Erscheinungen eines otitischen Hirnabzesses bei, so handelt es sich in der Regel um das Vordringen der Eiterung aus dem Marke des Schläfenlappens in dasjenige des Okzipitallappens usw.

III.

Mit der Berücksichtigung der bisher aufgezählten Verhältnisse sind aber die diagnostischen Kriterien, die uns für die Würdigung zentraler Sehstörungen zu Gebote stehen, noch bei weitem nicht erschöpft. Nur ist bei den Faktoren, zu deren Besprechung ich nunmehr übergehen möchte, die physiologisch-anatomische Begründung der empirisch festgestellten Tatsachen eine viel schwierigere, so daß der Theorie und der Kontroverse ein viel weiterer Spielraum offen steht.

Führen wir zunächst den merkwürdigen klinischen Unterschied an, der zwischen den homonymen Hemianopsien durch Traktusläsionen und denjenigen durch Affektionen des Okzipitalhirnes besteht: daß nämlich im ersten Falle der ausgelöschte Teil des Gesichtsfeldes als ein sog. positives Skotom zu imponieren pflegt, während wir es bei der zweiten Eventualität stets nur mit einem negativen Skotom zu tun haben. Bei Traktusläsionen nimmt also gewöhnlich der Patient subjektiv einen schwarzen Fleck wahr, der ihm die eine Hälfte seines Gesichtsfeldes verdeckt, während er sich bei kortikalen oder subkortikalen Zerstörungen im Sehapparate eines Hinterhauptlappens, seines Gesichtsfelddefektes spontan ebensowenig bewußt ist, wie etwa der Gesunde seines Mariotteschen „blinden Flecks". Derartige okzipitale Hemianopsien kommen erst bei der perimetrischen Untersuchung an den Tag, es sei denn, daß wir schon aus dem klinischen Verhalten des Patienten sie zu erkennen vermögen: z. B. halten solche Kranke den Kopf instinktiv der Seite der ausgelöschten Gesichtsfeldhälfte zugewendet, damit von dem Bilde ihrer Umgebung möglichst viel auf ihre perzipierende Retinahälfte falle, und haben dabei gelegentlich subjektiv die Empfindung, daß sie auf der Seite des Gesichtsfeldausfalles schielen. Legt man ihnen eine auf weißes Papier gezogene schwarze Linie mit der Aufforderung vor, sie zu halbieren, so halbieren sie nicht etwa den ganzen Strich, sondern nur denjenigen Teil, der in ihrem Gesichtsfelde liegt. Fährt man innerhalb der anopischen Gesichtsfeldhälfte mit der Fingerspitze plötzlich auf ihr Auge los, so bleibt das Blinzeln, das auf der andern Seite sich sofort als Schutzreflex einstellt, aus. Wie wenig die okzipitale Hemianopsie dem von ihr Betroffenen bewußt sein kann, geht z. B. aus dem berühmten Falle von Gowers hervor, dessen Patient regelmäßig beim Mittagessen nur das Fleisch aß, das auf der einen Seite des Tellers serviert wurde, die Kartoffeln jedoch, die auf der anderen Tellerhälfte lagen, unberührt ließ und sich dann noch beklagte, daß man im Krankenhause nur Fleisch ohne Zulage erhalte.

Es ist das Verdienst des Lausanner Ophthalmologen Dufour, darauf hingewiesen zu haben, daß der Traktushemianopiker die fehlenden Gesichtsfeldteile schwarz sehen und sich somit derselben genau bewußt sein kann. Die frühere Ansicht — wenn ich nicht irre, zuerst von Förster ausgesprochen —, daß die Ursache positiver Skotome entweder in den brechenden Medien oder in der Netzhaut zu suchen sei, bedarf also hinsichtlich der hemianopischen Gesichtsfelddefekte einer Korrektur. Leider aber ist das von Dufour hervorgehobene Phänomen nur eine häufige, aber keine ganz gesetzmäßige differentielle Eigentümlichkeit der Traktushemianopsien und von Aufmerksamkeit und Bildungsgrad des Patienten in hohem Maße abhängig. — Nach v. Monakow wird der Gesichtsfelddefekt wahrscheinlich schon bei Erkrankungen des Corpus geniculatum laterale nicht mehr bemerkt.

Der Unterschied in der subjektiven Wahrnehmung der erlittenen Einbuße, wie ihn der Traktushemianopiker gegenüber dem Großhirnhemianopiker darbietet, hat sein objektives Korrelat im verschiedenen Verhalten der Perimeteraufnahmen. Eine Traktushemianopsie kann eine komplette sein, und die Trennungslinie zwischen sehendem Gesichtsfeld und ausgelöschter Partie senkrecht durch den Fixierpunkt gehen; meistens freilich umzieht die Demarkationslinie den Fixierpunkt, so daß das zentrale Sehen frei bleibt. Bei subkortikalen und ganz besonders bei kortikalen Läsionen des Okzipitalmarkes kommen dagegen durchweg viel inkomplettere Hemianopsien zustande, wobei jenseits der Mittellinie eine mehr oder weniger umfangreiche Zone erhaltenen Gesichtsfeldes in die ausgelöschte Partie halbinsel- oder vorgebirgeförmig hineinragt: es ist dies das diagnostisch äußerst wichtige „überschüssige Gesichtsfeld" von Wilbrand (siehe Figg. 39, 40, 41).

Die in der überwiegenden Mehrzahl der Fälle von Hemianopsie zu konstatierende Persistenz des „zentralen Sehens" ist ein interessantes und vielbesprochenes, aber noch nicht endgültig gelöstes Problem. Am meisten Anhänger hat wohl die Wilbrandsche Erklärung: dieser Autor nimmt an, daß bei den meisten Individuen die Makula eine bilaterale Rindenrepräsentation besitze, daß also jeder einzelne Punkt der zentralen Netzhautpartie sowohl mit der gleichseitigen, als auch mit der gegenseitigen kortikalen Sehsphäre verbunden sei. Beim Untergange der Makulapunkte der rechtsseitigen Area striata (oder bei der Unterbrechung der Fasern, die ihnen die Lichtreize zuführen) sei also meistens die linksseitige Sehrinde imstande, vikariierend einzuspringen und umgekehrt. Eine doppelte Rindenvertretung käme nach Wilbrand nächst der Makula auch andern Feldern in der Nähe des vertikalen Meridians zu, d. h. denjenigen Partien, deren funktionelles Erhaltensein die Vorbedingung für die „überschüssigen" Gesichtsfelder darstellen muß. Aber v. Monakow hat auf vereinzelte Fälle doppelseitiger Hemianopsie hingewiesen, bei denen (trotz beiderseitiger anatomisch konstatierter symmetrischer Ausschaltung der Sehsphären) die Maculae noch ziemlich normal funktionierten, statt daß (wie gewöhnlich) eine totale Rindenblindheit ohne Erhaltenbleiben des zentralen Sehens zustande gekommen wäre. Er lehnt deshalb eine zirkumskripte Vertretung der Makula in einer oder beiden Sehsphären ab, nimmt vielmehr an, daß schon im Corpus geniculatum laterale die Repräsentation der Makula besonders reich angelegt ist, weiter nach hinten aber vollends eine diffuse Ausbreitung der Makulaverbindungen stattfindet; demgemäß gebe es kein inselförmiges Makulazentrum in der Cuneusrinde, sondern das zentrale Sehen erfolge ubiquitär in der sog. „Sehrinde", wohl auch noch darüber hinaus in benachbarten Teilen der okzipitalen, vielleicht auch parietalen Kortikalität.

Es würde mich viel zu weit führen, die beiden Theorien von Wilbrand (dem sich u. a. Knies und Gowers angeschlossen haben) und von Monakow (auf dessen Seite Bernheimer steht) an Hand der einzelnen in der Literatur

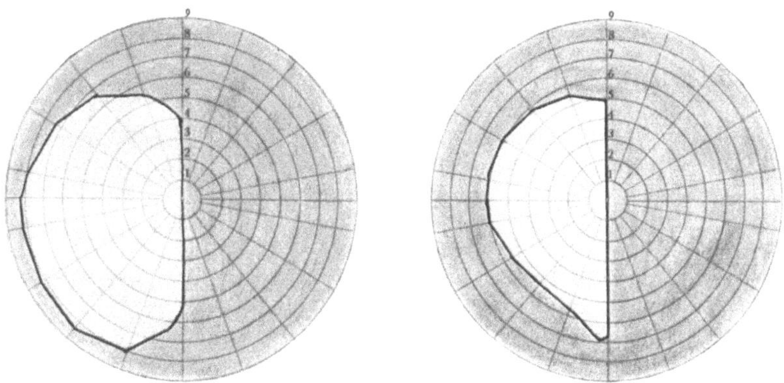

Fig. 39. Schädelbasisfraktur, Läsion des linken Tractus opticus. Rechtsseitige
komplette homonyme Hemianopsie.

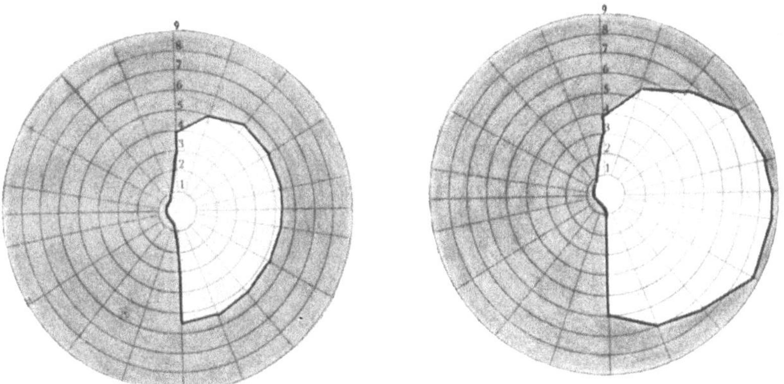

Fig. 40. Hirntumor, Zerstörung des rechten Tractus opticus. Linksseitige homonyme
Hemianopsie mit Verschonung des zentralen Sehens.

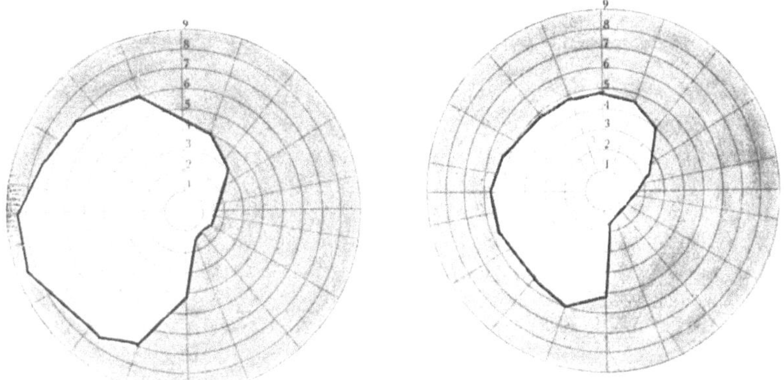

Fig. 41. Zerstörung des Okzipitalmarkes durch Porencephalo-Hydrocephalia traumatica
der linken Hemisphäre. Rechtsseitige Hemianopsie mit „überschüssigem Gesichtsfeld"
(der Patientin unbewußt).

niedergelegten klinischen und pathologisch - anatomischen Beobachtungen gegeneinander abzuwägen. Die Monakowsche Theorie tut jedenfalls durch die Verallgemeinerung auf einem Gebiete, wo individuelle Verschiedenheiten bei genauer Würdigung der ansgedehnten Kasuistik angenommen werden müssen, den Tatsachen Gewalt an, während Wilbrand vorsichtigerweise seine Erklärung nur für „die meisten Individuen" will gelten lassen. Der Tatsache, daß mehrfach bei zirkumskripten Läsionen einer Area striata kleine, zentral gelegene homonyme hemianopische Skotome gefunden wurden (siehe Fig. 42), muß unbedingt Rechnung getragen werden. Es gibt also sicher Gehirne, in denen eine zirkumskripte und keine diffuse Makulavertretung in der Sehrinde vorhanden ist, und zwar ohne Doppelversorgung. Dagegen scheint mir für die Mehrzahl der Fälle die Hypothese einer diffusen und bilateralen Repräsentation der Makula in der Area striata dem Tatsachenmaterial, soweit ich es zu überblicken vermag, am besten gerecht zu werden. Ich nehme also einen (häufigeren) diffus-bilateralen (siehe Fig. 43) und

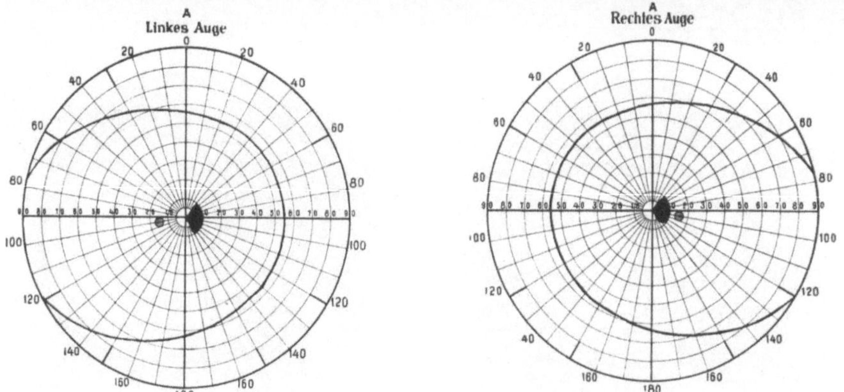

Fig. 42. Homonyme Zentralskotome nach rechts infolge Verletzung des linken Makulazentrums durch Knochensplitter (Beobachtung von Hegner).

einen (selteneren) zirkumskript-einseitigen Typus der kortikalen Makulavertretung an. Auch die Umgebung der Makula scheint häufiger diffus als zirkumskript in der Hinterhauptsrinde vertreten zu sein. Wo der Übertritt der Makulafasern auf die andere Seite erfolgt, ob im Chiasma, wie es die meisten annehmen, oder durch den Balken, wofür Pierre Marie eintritt, ist praktisch ziemlich irrelevant.

Recht charakteristisch für die Krankengeschichten von Patienten mit plötzlich eingetretenen Läsionen des Cuneus (also Blutungen und Embolien) ist die Angabe, daß der Schlaganfall zunächst zu einer völligen Erblindung beider Augen geführt habe, an deren Stelle erst sekundär die homonyme Hemianopsie getreten sei. Es scheint, daß eine transitorische Hemmung der Funktionen des intakt gebliebenen Sehzentrums das Substrat für dieses flüchtige Initialsymptom darstellt, welches (darauf hat besonders Harris aufmerksam gemacht) niemals bei Traktushemianopsien vorkommt. Die Gehirnpathologie liefert uns ja genug Paradigmata von derartigen, ursprünglich sehr ausgedehnten, bald aber auf ein relativ geringes Maß zurückgehenden Ausfallssymptomenkomplexen, z. B. bei den aphasischen Störungen, den motorischen und sensiblen Lähmungen usw. Diese „Fernhemmung, welche bei einer lokalisierten Zerstörung im Zentralnervensystem, auf anatomisch intakt gebliebene Teile desselben ausgeübt wird, hat man als „Shock“, als „étonnement cérébral“ bezeichnet, wenn man sich die Schädigung aktiv vorstellte, als „Diaschisis“, wenn man mit v. Monakow an eine passive Lahmlegung derjenigen Bezirke dachte, die in ihrer Tätigkeit auf Erregungen aus den in Wegfall gekommenen Partien eingestellt sind. Welcher dieser Anschauungen man zuneigt, ist Geschmacksache; von großer Bedeutung dagegen eine scharfe Trennung dieser temporären Fernhemmungen von den residuären Ausfalls-

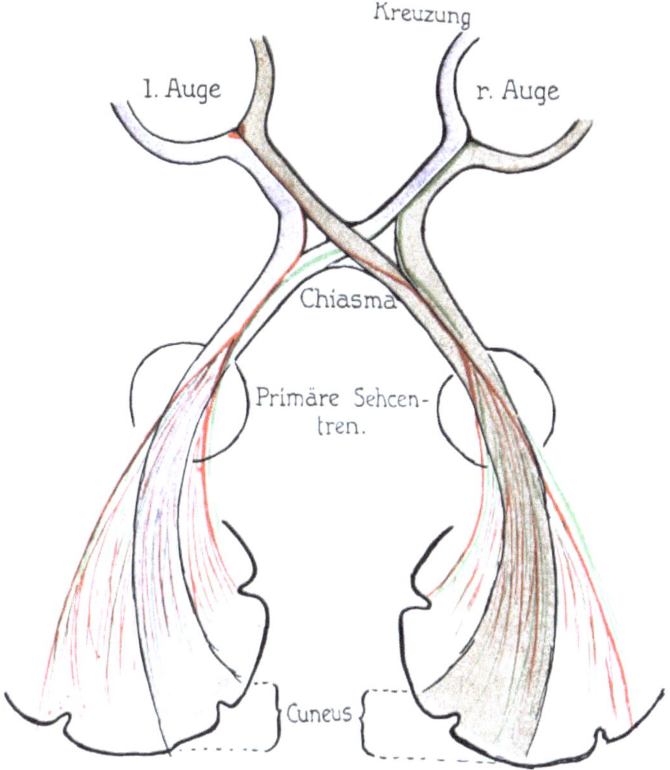

Fig. 43. Schematische Darstellung des „diffus-bilateralen Repräsentationstypus“ der Makula in der Okzipitalrinde.

Blau = Bahnen aus den rechten Retinahälften.
Braun = Bahnen aus den linken Retinahälften.
Rot = Bahnen aus der linken Makula.
Grün = Bahnen aus der rechten Makula.

erscheinungen, auf die sich in allererster Linie unsere topisch-diagnostischen Schlüsse aufzubauen haben.

Bei doppelseitigen Hemianopsien mit erhaltenem zentralen Sehen — wobei es also zu höchstgradiger konzentrischer Gesichtsfeldein- engung kommt — wird ferner (und zwar besonders in frühen Erkrankungs- stadien) der noch erhaltene Gesichtsfeldrest vom Patienten zuweilen derart „übersehen“, daß er sich für blind hält. Ein solcher Kranker, der wie ein Blinder geführt werden mußte, war freudig überrascht, als Laqueur zen- trale Sehschärfe und normalen Farbensinn bei ihm feststellte; ein Patient

Gaupps sagte nach der Untersuchung am Perimeter ganz richtig: „Ja, da muß irgendwo in meinem Auge eine ganz kleine Stelle sein, mit der ich was sehe; aber das hilft mir nichts." Mit der Zeit freilich pflegen solche Kranken die Verwertung ihres winzigen Gesichtsfeldrestes sich anzulernen und benehmen sich dann nicht mehr wie Blinde.

IV.

Das Gegenstück zu den letzterwähnten Fällen stellen diejenigen merkwürdigen Beobachtungen dar, wo Patienten mit totaler Rindenblindheit — also ohne irgendwelchen Gesichtsfeldrest — sich dadurch bemerkbar machten, daß sie ihre eigene Blindheit nicht wahrnahmen. Derartige Fälle sind beschrieben worden u. a. von Neukirchen, Rossolimo, Probst, Redlich und Bonvicini. Die beiden letzterwähnten Autoren haben sogar die Nichtwahrnehmung der eigenen Blindheit bei Hirnkrankheiten in monographischer Weise behandelt, aber die Genese dieses sonderbaren Phänomens haben sie nicht aufzuklären vermocht. Solche Patienten gaben nicht zu, daß sie blind seien, benahmen sich auch nicht wie Blinde, stießen infolgedessen vielfach an Hindernissen an und kamen zu Fall. Redlichs und Bonvicinis Patient entschuldigte sich, wenn er lesen sollte, damit, es sei zu dunkel im Zimmer, es sei neblig. Auf Geheiß beschrieb er eine Menge von Dingen, die er angeblich sah; er beschrieb den Arzt, wobei er die Erinnerung an einen früheren Bekannten seiner Schilderung unterlegte, er beschrieb Gegenstände, die er in der Hand hielt, wobei er sie manchmal in so überzeugender Weise mit den Augen fixierte, daß seine Umgebung ihn oft für einen Sehenden hielt. Wenn er in der Beschreibung einer von ihm angeblich gesehenen Persönlichkeit vom Kopfe nach dem Leibe und nach den Füßen fortschritt, so. senkte er dabei den Blick in natürlichster Weise. — Die Versuche, diese und ähnliche Beobachtungen zu erklären, führen in heikle Gebiete der spekulativen Psychologie. Einige Autoren, wie Nodet, Dufour, Wilbrand und Saenger, haben behauptet, derartigen „Rindenblinden" sei nicht nur das „Sehen" abhanden gekommen, wie dem Amaurotischen, sondern der Begriff des „Optischen" überhaupt. Ein Kranker mit totaler Amaurose, aber mit erhaltener Sehrinde, werde sich seiner Blindheit bewußt, weil sein Gesichtsfeld schwarz oder dunkel sei, wie das unsrige in einer Dunkelkammer oder bei Augenschluß; einem Patienten mit zerstörter Sehrinde fehle aber auch die Empfindung von Schwarz oder Dunkel, sein Gesichtssinn sei aus dem gesamten Empfindungs- und Vorstellungsleben „amputiert", wie der originelle Ausdruck Antons lautet. Demgemäß bringen Dufour und Wilbrand-Saenger den Defekt der Rindenblinden unter den Bezeichnungen „vision nulle" oder „Nichtsehen" in Gegensatz zur „vision obscure", dem „Dunkelsehen" der übrigen Amaurotiker. — Diese geistreiche Hypothese ist aber durch die scharfe Kritik von Redlich und Bonvicini wohl definitiv aus dem Felde geschlagen worden. Diese haben gezeigt, daß ihr eigener Fall und diejenigen anderer Autoren in die Gruppe der „vision obscure" gehören, daß die Patienten ihre Sehstörung mit Nacht, Nebel, Dunkelheit motivierten, also doch etwas Dunkles vor sich sehen mußten; außerdem wäre es den betreffenden Personen unmöglich gewesen, zu behaupten, daß sie sahen und sich so zu gehaben, als ob sie sähen, wenn das Optische wirklich aus ihrem geistigen Ich ganz ausgeschaltet gewesen wäre. Und übrigens verfügten alle diese Fälle über optische Erinnerungen und die meisten von ihnen hatten auch optische Träume und optische Halluzinationen.

Was nun die letzterwähnten Phänomene betrifft, die am häufigsten bei Tumoren des Okzipitallappens beobachtet worden sind, so geht die allgemeine Ansicht dahin, daß es sich um Reizerscheinungen handelt, und zwar um solche, die nach Zerstörung der eigentlichen Sehrinde in den optischen Erinnerungsfeldern auf der konvexen Seite des Hinterhauptlappens entstehen. Nicht mit diesen eigentlichen optischen Halluzinationen zu verwechseln sind die einfachen Photopsien (funken-, blitz-, zackenförmige Lichterscheinungen), die durch Reizung des Cuneus, der Sehstrahlung, des Traktus, des Chiasmas und des Sehnerven zustande kommen. Von den echten Halluzinationen, wo es sich um das Erscheinen von Personen, Gegenständen, Tieren etc. handelt, gibt Henschen an, daß sie bisweilen konstant nach einer bestimmten Richtung hin projiziert werden, nach links oder nach rechts, seltener nach oben oder unten. Er ist ferner der Ansicht, daß die konstante Lokalisation optischer Halluzinationen im Raume eine lokalisatorische Bedeutung haben könne, doch wird man gegenüber derartigen, auf subjektive Empfindungen von Patienten gestützte topisch-diagnostische Schlüsse sich vorerst skeptisch und zurückhaltend verhalten müssen.

Dagegen haben die von Henschen vertretenen Anschauungen über die topisch-diagnostische Wertung der sog. „Quadranthemianopsien", wenn sie auch zunächst etwas zu schematisch vorgetragen wurden, in ihren wesentlichen Punkten die Zustimmung fast aller Neurologen und Ophthalmologen gefunden; sie haben auch die Probe des Massenexperimentes, wie es der Weltkrieg mit seinen zahlreichen Verletzungen des Okzipitallappens darstellte, im ganzen vorzüglich zu bestehen vermocht, wenn sie sich auch nicht in allen Einzelheiten bewährten!

Nach Henschen ist die Area striata eine eigentliche „kortikale Retina", d. h. sie nimmt die Seheindrücke je nach der Lage der Erregung, welche die Retina getroffen hat, an verschiedenen distinkten Punkten auf, wodurch die gesehenen Gegenstände im Gesichtsfelde lokalisiert werden. Die Rindenelemente korrespondieren also homologen Punkten der beiden Augen (was für das stereoskopische Sehen von Bedeutung ist), und zwar so, daß die obere Lippe der Fissura calcarina der oberen Netzhauthälfte, die untere Lippe der unteren Netzhauthälfte entspricht. Durch Läsion der dorsalen Kalkarinalippe entsteht somit eine Hemianopsie im unteren Quadranten (Hemianopsia horizontalis inferior) durch Läsion der ventralen Kalkarinalippe eine Hemianopsie im oberen Quadranten (Hemianopsia horizontalis superior). Henschen geht sogar noch weiter, indem er diese Gesetzmäßigkeit auf die ganze Sehbahn ausdehnt: nach ihm würden auch im Chiasma, im Tractus opticus, im Corpus geniculatum und in der Gratioletschen Faserung die dorsalen Teile der oberen und die ventralen Teile der unteren Netzhauthälfte korrespondieren.

Diese Gesetzmäßigkeit darf man sich freilich nicht so starr vorstellen, wie sie in der ursprünglichen Fassung sich zu präsentieren schien. Schon die Tatsache, daß Gesichtsfeldausfälle infolge kleiner und zirkumskripter Herde innerhalb einer Sehrinde allmählich vollständig verschwinden können, beweist zur Evidenz, daß ein Ausgleich von seiten anderer Rindenpartien möglich ist, was dem Gleichnis der „kortikalen Retina" natürlich etwas von seiner Prägnanz nehmen muß. Denn Fälle, wie derjenige von Wilbrand, bei dem das Eindringen einer Schraube von 3 mm Durchmesser einen kleinen Gesichtsfelddefekt setzte, der noch nach 6 Jahren unverändert zu konstatieren war, zählen zu den großen Raritäten. Es bestätigt sich auch nicht, daß

Herde oberhalb der Fissura calcarina den unteren Gesichtsfeldquadranten
ausschließlich beeinträchtigen und umgekehrt. Wohl aber ist eine
Bestätigung der unzweifelhaften grundsätzlichen Richtigkeit der
Henschenschen Lehre in der Tatsache zu erblicken, daß kein Fall von
isolierter Zerstörung des dorsalen Cuneusbezirkes bekannt ist, wo das
Skotom nur im oberen Gesichtsfeldquadranten aufgetreten wäre — und
kein Fall von ausschließlicher Läsion der ventralen Cuneushälfte mit all-
einiger Hemianopsia horizontalis inferior. Grundlegend waren in dieser
Hinsicht die Beobachtungen des japanischen Augenarztes Inouyé, der an
Verwundeten aus dem russisch-japanischen Kriege eine ganze Anzahl von
Hinterhauptschüssen durch die Sehrinde in vorbildlicher Weise studiert hat,
und dessen Beobachtungen während des Weltkrieges 1914—1918 vielfache
Bestätigung gefunden haben. Die auffällige Häufigkeit dieser Hinterhaupt-
schüsse, die oft eine verblüffende Heilungstendenz bekunden, ist jedenfalls
eine Folge der modernen Bevorzugung des Schießens in liegender Stellung,
der Schützengräben usw. Nach Chatelin und de Martel finden sich in

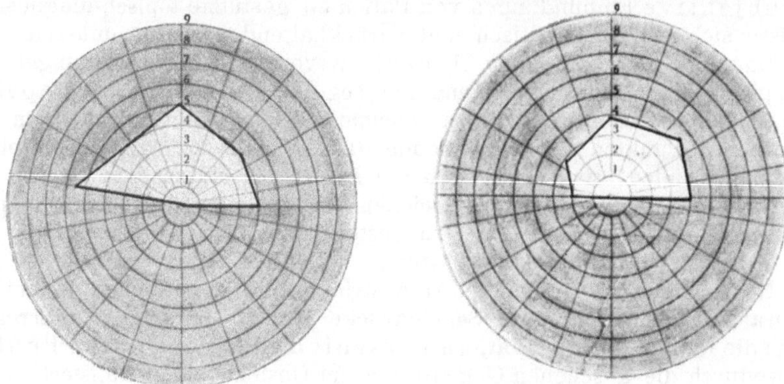

Fig. 44.   Hemianopsia horizontalis inferior nach Querschuß durch das Hinterhaupt.
(Beobachtung von Inouyé.)

nicht weniger als 7 % aller Schädelverletzungen im Kriege mehr oder
weniger ausgedehnte Zerstörungen der Area striata vor. Daß dabei die
Hemianopsia horizontalis superior zu den äußersten Raritäten gehört,
hängt damit zusammen, daß ein Querschuß durch die ventrale Kalkarinalippe mit dem Überleben des Verletzten meistens unvereinbar ist (Mitver-
letzung des Sinus transversus des Cerebellums, Shockwirkung auf das
verlängerte Mark); siehe Abb. 44.

　　　In neuester Zeit hat übrigens Minkowski betont, daß auch im Corpus
geniculatum externum nicht nur eine getrennte Repräsentation der
medialen und lateralen Retinapartien sich experimentell nachweisen läßt,
sondern daß eine solche auch für die oberen und unteren Teile der
Netzhaut postuliert werden muß.

　　　Die Erfahrungen an Kriegsverletzten haben ferner dargetan, daß vom
Chiasma aufwärts bis zum Okzipitalpol die aus korrespondierenden
Stellen der beiden Netzhäute stammenden Nervenfasern (bzw.
ihre Anschlußneurone) so dicht aneinander gelagert verlaufen,
daß auch kleinste Partialläsionen einer Sehbahn zu homonymen, fast genau
kongruenter hemianopischen Gesichtsfelddefekten an beiden Augen

Anlaß geben; siehe Fig. 45. Es geht endlich aus den Feststellungen von Wilbrand-Saenger, Poppelreuter, Fleischer u. a. zur Evidenz hervor, daß die temporalsten Teile des Gesichtsfeldes [1] (sog. „temporale Sichel", „peripherer Halbmond") sowohl im hinteren Teil der Sehstrahlung, als auch in der Rinde des Hinterhautlappens eine typische Lokalisation besitzen.

Zirkumskripte und oberflächliche Läsionen der Sehrinde des einen Hinterhauptlappens führen zuweilen, statt zu Quadranthemianopsien (bzw. noch kleineren Defekten, die man als sektorenförmige, inselförmige, halbinselförmige Hemianopsien bezeichnen kann) zu einer Hemiachromatopsie, wobei die halbseitige Farbenblindheit sich gewöhnlich auf Rot und Grün beschränkt, aber meistens mit halbseitiger Abnahme der Sehschärfe, also Hemiamblyopie, vergesellschaftet ist. Solche Fälle haben Henschen, Dejerine, Eperon u. a. publiziert. Wilbrand vertritt die Ansicht, daß in der Okzipitalrinde umschriebene Zentren für die Repräsentation der Farben vorhanden seien, während von Monakow der Meinung ist, daß es sich

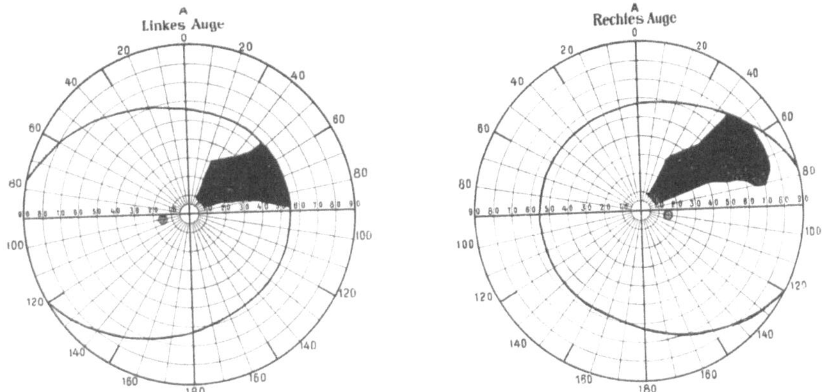

Fig. 45. Homonym - hemianopische Gesichtsfelddefekte bei partieller Verletzung der linksseitigen Gratioletschen Strahlung (Beobachtung von Löhlein).

bei der Hemiachromatopsie und bei der Hemiamblyopie um eine bloße Erschwerung der Rindenfunktion handle, im Gegensatze zu den sektoren- und inselförmigen Ausfällen, wo einzelne Abschnitte der Sehstrahlung vollständig funktionslos geworden seien. Bei der großen Schwierigkeit dieses Gegenstandes ist eine endgültige Klärung jener Kontroverse nicht so bald zu gewärtigen.

Bevor wir nun das Studium der kortikalen Sehstörungen verlassen, sei noch der Vollständigkeit halber die sog. „optische Aphasie" erwähnt, die bei Herden im linken Okzipitalmarke (es handelt sich in der Regel um Apoplexien) von Freund, Dejerine, Bruns-Stölting u. a. beobachtet worden ist. Nach Freund, dem ersten Schilderer dieses eigenartigen Zustandes ist der Ausdruck „optische Aphasie" auf solche Fälle anzuwenden, wo der Patient ihm vorgelegte Gegenstände zwar erkennt (also nicht seelenblind ist, sie aber nicht zu benennen vermag, bevor er sie nicht auch mit einem anderen Sinne — in der Regel durch Abtasten — wahrgenommen hat. Solche Patienten pflegen nicht etwa zu erklären, sie

---

[1] D. h. diejenigen Partien der monokularen Gesichtsfelder, die sich im binokularen Gesichtsfelde nicht überdecken.

würden den Namen des vorgezeigten Gegenstandes nicht, sondern ihn mit
einem andern Namen zu belegen, wobei zuweilen Ähnlichkeiten in der Form
des Gegenstandes für die Wahl des angewandten Wortes offenkundig maßgebend ist, zuweilen aber auch der Wortklang das Entscheidende zu sein
scheint. So zitiert v. Monakow Beobachtungen von Bleuler, wobei eine
vorgelegte Kerze als Bleistift, eine Schere als Brille — andererseits aber
Butter als Futter bezeichnet wurde. Wie es bei den Paraphasien, d. h. den
pathologischen Formen des „Sichversprechens" die Regel ist, sind sich solche
Patienten häufig gar nicht bewußt, ein falsches Wort gebraucht zu haben,
bzw. sie merken es erst dann, wenn ihnen Gelegenheit geboten wird, den
fraglichen Gegenstand mit einem andern Sinne als dem optischen zu perzi-
pieren, z. B. einen Löffel zu berühren, eine Glocke zu hören, ein Stück
Zucker zu kosten. Optische Aphasie wurde bei Herden im linksseitigen Okzipitalmark von Dejerine, Redlich, Müller und anderen
beobachtet. Wir können annehmen, daß dieser Störung eine Unterbrechung
der Verbindungen zwischen den Zentren der Gegenstandserkennung im
Hinterhauptlappen und denjenigen der Gegenstandsbenennung im Schläfen-
lappen (also dem schon erwähnten Wernickeschen Klangbildzentrum) zu-
grundeliegt. Doch darf nicht verschwiegen werden, daß von Gustav
Wolff die Existenz einer optischen Aphasie im strengen Sinne des Wortes
in Frage gezogen worden ist, und daß tatsächlich manche derartige Beobachtungen den Beweis schuldig geblieben sind, daß die Patienten die
vorgezeigten Gegenstände wirklich erkannten, also von Seelenblindheit
frei waren.

C. Übersicht über die Hirnkrankheiten, bei denen okuläre Symptome vorkommen.

I.

Beim Versuche, eine gedrängte Übersicht über diejenigen Hirnkrankheiten zu geben, bei welchen okuläre Symptome vorkommen, will ich mit
den Affektionen beginnen, die zur Bildung einer Stauungspapille führen
können. Unter diesen stehen obenan die **intrakraniellen Geschwülste,** die
ja bei rund 3 Vierteln aller Fälle von Stauungspapille als die Ursache der
Druckvermehrung im Schädelinnern anzusprechen sind.

Zuerst einige Worte über die Genese der Stauungspapille selbst.

Die älteste Anschauung, die von Graefe stammt und die auch zur
gebräuchlichen Benennung jenes Zustandes geführt hat, dachte an eine Be-
hinderung des Abflusses aus den Venen des Nervus opticus, also an eine
reine venöse Stase. Diese Theorie hat sich aber als durchaus unhalt-
bar erwiesen; wissen wir doch durch Bartels u. a., daß beidseitige Thrombose der Sinus cavernosi auch dann keine Stauungspapille zu bedingen
braucht, wenn gleichzeitig ein großer Teil der Orbitalvenen thrombosiert ist.

Besser fundiert ist die Lymphraumtheorie von Schmidt-Rimpler
und Manz. Schwalbe hat bekanntlich durch Injektionen von Berlinerblau
in den Arachnoidealraum des Gehirns den Nachweis erbacht, daß dieser
Raum mit der bindegewebigen Scheide des Sehnerven in Kommunikation
steht. Bei zunehmendem Hirndrucke drängt infolgedessen die Cerebrospinalflüssigkeit gegen die „Lamina cribrosa" des Sehnervenkopfes an, die vor-

getrieben und ödematös durchtränkt wird. Dabei kommt es außerdem zu einer Strangulierung der Vena centralis retinae, was der Stase und serösen Durchtränkung noch Vorschub leistet. Diese Theorie gibt uns eine gute Erklärung für die verschiedensten Details des ophthalmoskopischen Bildes (Fig. 46 u. 47) für die Vergrößerung und das knopfförmige Prominieren der Papille, ihre grauweiße Verfärbung, das Unscharfwerden ihrer physiologischen Exkavation, die Verschleierung ihrer Gefäße durch das Ödem, das Verschwinden der feinen Tüpfel der Lamina cribrosa, die Erweiterung der Venen, die Verdünnung der Arterien. Kein Wunder, daß die meisten neurologischen und ophthalmologischen Kliniker sich zur Schmidt-Manzschen Anschauung bekennen. Sie wird aber auch durch viele pathologisch-anatomische Beobachtungen gestützt, z. B. durch diejenige, daß Tumoren, welche den Aquaeductus Sylvii verschließen und somit eine

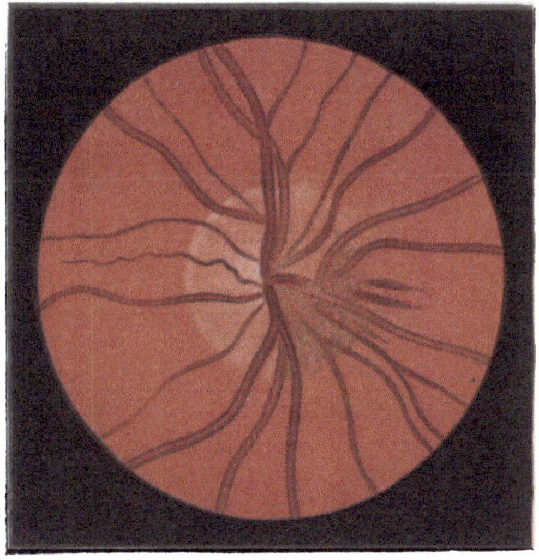

Fig. 46. Beginnende Stauungspapille mit leicht verwaschenen Rändern, leichter Rötung und kleinen Netzhautblutungen (Kleinhirntumor).
(Aus: Köllner, Der Augenhintergrund bei Allgemeinerkrankungen. Berlin. Springer 1920.)

Fortpflanzung des erhöhten Ventrikulardruckes in den Subarachnoidealraum und in die Optikusscheiden verunmöglichen, keine Stauungspapille machen.

Gekünstelt erscheint dagegen die Entzündungstheorie, als deren Vorkämpfer auf ophthalmologischer Seite Leber und Deutschmann, auf neurologischer Seite Gowers zu nennen sind. Die Autoren müssen natürlich zugeben, daß die Gehirntumoren mit intrakranieller Hypertension und mit Hydrops ventriculorum einherzugehen pflegen; für sie ist aber die eigentliche Ursache der Papillenveränderung in Toxinen zu suchen, die in den Neubildungen entstehen, mit der Cerebrospinalflüssigkeit in dem Intravaginalraum des Optikus bis zur Papille gelangen und dort keine „Stauungspapille", sondern eine Papillitis hervorrufen. Gegen diese Theorie sprechen die so überaus häufigen Beobachtungen vom Zurückgehen einer Stauungspapille nach bloßer Kraniektomie ohne Duraeröffnung, also ohne Ablassen der vermeintlichen Toxine. Ferner fallen gegen sie schwer in die Wagschale die Erfahrungen über das Zurückgehen von Stauungspapillen im

Verlaufe energischer Jod- und Quecksilberkuren bei Gehirntumoren. So habe
ich einen Patienten beobachtet, bei dem ein Symptomenkomplex, der auf
einen raumbeengenden Tumor in der linken hinteren Schädelgrube hinwies,
sich, einschließlich der starken Stauungspapille durch Jodkali-
behandlung fast restlos zurückgebildete, und zwar zu verschiedenen Malen,
so daß der Kranke 8 Jahre lang arbeitsfähig blieb, und noch 8 Tage vor
seinem Tode Fahrrad fuhr und seinem Berufe als Baumeister oblag. Schließlich gab er („leider“, muß ich sagen) seine Einwilligung zur druckentlastenden
Kraniektomie, nach welcher er an Vaguslähmung starb. Es lag tatsächlich ein
Sarkom der linken Kleinhirnhälfte vor, das sie vollständig zerstört hatte und
in seinen zentralen Partien total erweicht war; außerdem stärkster Ventrikel-
hydrops. Die stupende Wirkung der wiederholten Jodkuren konnte teils

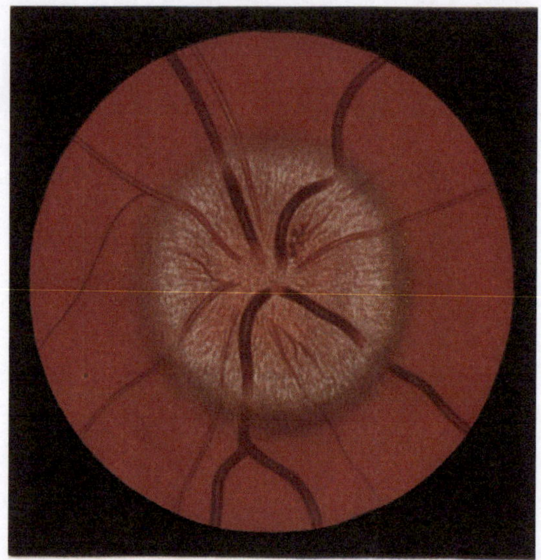

Fig. 47. Stauungspapille: Zahlreiche kleine Degenerationsherde auf der Papille,
sowie eine kleine Blutung. Papille infolge der Aufquellung verbreitert. Vergrößerung
des Bildes wie Fig. 46.

(Aus: Köllner, Der Augenhintergrund bei Allgemeinerkrankungen. Berlin. Springer 1920.)

durch die jeweilige Resorption des sekundären Hydrozephalus, teils durch
die Verflüssigung der zentralen Sarkommassen erklärt werden. Für das
Verschwinden der Stauungspapille konnte nur die mechanische Theorie
eine befriedigende Erklärung geben, denn bei Zerfall von Geschwulstmassen
treten bekanntlich toxische Erscheinungen erst recht hervor. Eine Modi-
fikation der Schmidt-Manzschen Lehre stellt die Theorie von Schieck
dar; nach diesem Autor soll die Lymphstauung in den perivaskulären
Lymphräumen des Axialstranges das Wesentliche sein, nicht diejenige im
Intravaginalraum. Ähnliche Anschauungen vertritt Levinsohn, der aber
neben der Druckerhöhung das entzündliche Moment anerkennen möchte.

Nur der Vollständigkeit halber, weil keiner ernstlichen Diskussion
wert, sei die sog. „nervöse“ Theorie der Stauungspapille erwähnt. So
meinte z. B. Benedikt, der Tumor reize vasomotorische Zentren, welche
für die Optikuserkrankung verantwortlich zu machen seien.

Erst in neuester Zeit sind wir durch die Feststellungen von Purtscher, Gonin, A. Vogt und Knüsel, Stähli u. a. mit einer pathologischen Veränderung des Augenhintergrundes bekannt geworden, die (einseitig oder beidseitig), unmittelbar nach schweren Schädeltraumen konstatierbar, später zurückgehend, ja verschwindend, ein Seitenstück zur Stauungspapille darstellt. Wie letztere durch chronische intrakraniale Hypertension, so entsteht die „Purtschersche Netzhautschädigung“ durch die plötzliche transitorische, starke Drucksteigerung im Schädelinnern, wie sie besonders beim Sturz auf den Kopf oder beim Fall eines sehr schweren Gegenstandes auf den Scheitel zustandekommt, und zwar mit oder ohne Knochenbruch. Freilich ist diese Veränderung (durch ein luzides papilläres und peripapilläres Ödem, peripapilläre Netzhautblutungen und peripapilläre, oberflächliche weiße — wohl aus Netzhautzerfallsprodukten bestehende! — Herdbildungen gekennzeichnet) ziemlich selten.

Es dürfte sich nun empfehlen, einen kleinen Exkurs in nichtophthalmologisches Gebiet vorzunehmen und diejenigen Symptome zu schildern, welche sich mit der Stauungspapille zum sog. „Hirndrucksymptomenkomplex“ vereinigen. Ich halte es auch für den Augenarzt für unbedingt notwendig, mit diesen Krankheitserscheinungen ganz vertraut zu sein, weil er nur dadurch befähigt wird, in solchen Fällen, wo eine Stauungspapille noch fraglich oder erst unklar angedeutet ist, seine Diagnose auf intrakranielle Drucksteigerung und drohende oder inzipiente Erkrankung des Sehnervenkopfes mit Sicherheit zu stellen.

Unter den verschiedenen Hirndruckphänomenen steht neben der Stauungspapille an erster Stelle der Kopfschmerz, der sich, sobald die Raumbeengung im Schädelinnern einen beträchtlichen Grad erreicht hat, durch furchtbare Heftigkeit auszeichnet. Er kann kontinuierlich sein, wird jedoch gewöhnlich als remittierend-exazerbierend geschildert. Paroxysmal auftretender und mit Erbrechen einhergehender — also migräneartiger — Kopfschmerz kommt gleichfalls vor, besonders in den Frühstadien. Sein Charakter ist meistens einwühlender und bohrender und er pflegt diffus im ganzen Schädel empfunden zu werden; in denjenigen Fällen aber, wo er auf bestimmte Partien lokalisiert ist, brauchen diese durchaus nicht dem Sitze der Geschwulstbildung zu korrespondieren; so ist zwar bei Tumoren der hinteren Schädelgrube häufig ein reiner Nackenkopfschmerz vorhanden, zuweilen aber auch im Gegenteile Stirnkopfschmerz. Größeren lokalisatorischen Wert hat die Klopf- oder Druckempfindlichkeit der Schädeloberfläche, die nicht selten dem Krankheitsherde in der Tiefe genau entspricht. Man darf sich aber nie auf das Ergebnis einmaliger Untersuchung verlassen, sondern nur solche Verhältnisse diagnostisch verwerten, die sich bei längerer Beobachtungsdauer als konstant erwiesen haben. Ein keineswegs häufiges, aber sehr wichtiges Symptom ist ferner ein bei der Schädelperkussion über einer bestimmten Schädelpartie wahrzunehmendes Scheppern — das sog. „bruit de pot fêlé“ —, das auf dem Undichtwerden der Schädelnähte zu beruhen scheint und bei jugendlichen Patienten am häufigsten ist.

Von der Röntgenuntersuchung darf man sich im allgemeinen nicht allzuviel versprechen; auch sind Veränderungen meistens erst in vorgerückten Stadien zu konstatieren. Man findet gelegentlich an einer dem Tumor entsprechenden Partie der Schädelkapsel eine Vorwölbung und Verdünnung des Knochens, oder auch eine Verdickung der Schädelwand, letzteres namentlich im Bereiche solcher Geschwülste, die von der Dura ausgehen; zu erwähnen ist ferner die Erweiterung der Venae diploëticae, auf die Schüller neuerdings hingewiesen hat. Nur ein kleiner Prozentsatz der Hirntumoren gibt sich durch Zerstörung der Schädelsubstanz auf dem Röntgenbilde kund; am häufigsten jedenfalls die, gerade für den Ophthalmologen besonders interessanten Hypophysisgeschwülste, welche die Sella turcica arrodieren.

Von größtem Werte für die Diagnostik der raumbeengenden Tumoren im Schädelinnern ist dagegen das „zerebrale Erbrechen", ein sehr häufiges Hirndrucksymptom. Es tritt entweder urplötzlich, ohne irgendwelche Vorboten, explosionsartig in die Erscheinung, oder es geht ihm eine kurzdauernde Übelkeit oder ein Anfall von Schwindel voraus. Jedenfalls aber ist es von der Nahrungsaufnahme unabhängig. Im übrigen sind Schwindelerscheinungen, die als allgemeines Hirndrucksymptom aufzufassen wären, bei den intrakranialen Tumoren viel weniger häufig als örtlich bedingte, d. h. durch direkte Einwirkung auf das Kleinhirn oder den Vestibularapparat verursachte. Nur im letzteren Falle pflegt sich übrigens ein richtiger Drehschwindel, eventuell von konstanter Drehrichtung, einzuzustellen, während bei Hirngeschwülsten anderer Lokalisation diffuse und wenig charakteristische Störungen des Raumbewußtseins häufiger sind.

Eine weitere Gruppe von Hirndrucksymptomen ist nur vorgerückteren Stadien des Gehirntumors eigen und beansprucht deshalb das Interesse des Augenarztes in geringerem Maße, als die bisher besprochenen. Ich erwähne zunächst die mehr oder weniger intensive Benommenheit: intakt pflegt die Psyche nur bei gewissen basalen Geschwülsten oder bei solchen in der Kleinhirngegend zu bleiben. Paroxysmale Anfälle von Bewußtlosigkeit sind nicht ganz selten; sie können durch begleitende Krämpfe epileptiformen Charakter haben, oder, wenn die Bewußtlosigkeit keine vollständige ist, hysteriformen. Des weiteren haben wir den sog. „Druckpuls" zu nennen, der auf zirka 45—55 Schläge pro Minute verlangsamt und dabei voll und gespannt ist; nur ausnahmsweise sind noch ausgesprochenere Bradykardien konstatiert, z. B. 20 Schläge pro Minute. Im terminalen Stadium der Patienten mit Hirntumor tritt an Stelle des „Druckpulses" der sog. „Lähmungspuls", d. h. Tachykardie mit Arrhythmie; dabei beobachtet man ferner Verlangsamung und Vertiefung der Atmung, zuletzt auch das Cheyne-Stokesche Atmen. Daß bei Geschwülsten, die in der Nähe der bulbären Vaguszentren sitzen, Puls- und Respirationsanomalien am frühesten auftreten, ist leicht verständlich. Zum Schlusse möchte ich noch auf die Lumpalpunktion hinweisen, die uns eine direkte Messung des Hirndruckes gestattet: beträgt der Wassermanometerdruck in der Lumbalkanüle gewöhnlich 40—150 mm, so pflegt er bei Tumor cerebri zwischen 250 und 900 mm zu liegen. Ich rate übrigens, die Lumbalpunktion (auch diejenige zu therapeutischen Zwecken!) in all denjenigen Fällen unbedingt zu unterlassen, wo die Möglichkeit einer in der hinteren Schädelgrube lokalisierten Geschwulstbildung vorliegt; denn bei dieser Eventualität riskiert man plötzlich Todesfälle durch Einwirkung der brüsken Dekompression auf die lebenswichtigen Apparate der Oblongata; und auch bei frontalerem Sitze der Geschwulstbildung ist die Anwendung dieser Methode, sobald die Drucksteigerung im Schädelinneren eine hohe Intensität erreicht, nicht unbedenklich. Was die Hirnpunktion nach Neisser und Pollack betrifft, so bin ich mit de Quervain der Ansicht, daß dieser Eingriff zu gefährlich und in seinen Ergebnissen zu unsicher ist, um zu den diagnostischen Hilfsmitteln des Arztes gerechnet werden zu dürfen; er sollte dem Chirurgen vorbehalten bleiben, als letztes Auskunftsmittel, wenn alles zur Operation bereit ist.

Neben der **Allgemeindiagnose** eines Gehirntumors ist nun, speziell in bezug auf die allfällige Möglichkeit einer chirurgischen Inangriffnahme, die **Ortsbestimmung** des Geschwulstsitzes eine eminent wichtige Aufgabe. Es würde mich viel zu weit führen auf alle Einzelheiten der topischen Gehirndiagnostik einzugehen; die lokalisatorischen Hinweise aber, welche eine **ophthalmologische** Untersuchung uns zu liefern vermag, haben wir in den beiden ersten Hauptabschnitten mit genügender Ausführlichkeit behandelt. Ich möchte darum noch einiges über das Vorkommen der **Stauungspapille** bei Hirntumoren **verschiedener Lokalisation** anführen. Tumoren des **Hinterhauptlappens** machen relativ selten, nämlich nur in zirka 25 % der Fälle, Stauungspapille; dagegen tritt bei den **Kleinhirntumoren**, die doch in nächster Nachbarschaft des Hinterhauptlappens sich entwickeln, die Stauungspapille in mindestens 75 % der Fälle auf, und zwar besonders rasch und hochgradig. Bemerkenswert ist auch, daß sie, selbst bei einseitigem Sitze der Geschwulst, meistens ab initio bilateral vorgefunden wird, und eine große Tendenz hat, bald in Sehnervenatrophie überzugehen. Diese Besonderheiten, denen die im allgemeinen besonders rapide und schwere Ausbildung der sonstigen Hirndrucksymptome an die Seite zu stellen ist, hängen zweifellos mit der engen Einpferchung des Zerebellums zwischen Schädelbasis und Tentorium zusammen und mit dessen innigen topographischen Beziehungen zum 4. Ventrikel und zur Cisterna posterior des Subarachnoidealraumes; so kommt es, daß sogar Tumoren von verhältnismäßig so geringer Wachstums- und Expansionstendenz, wie die **Solitärtuberkel**, bei zerebellarem Sitze in der Hälfte der Fälle Optikusveränderungen hervorrufen. — **Die Stirnlappengeschwülste**, die in etwa 70 % der Fälle zu Stauungspapille führen, zeigen in der Regel diese Begleiterscheinung erst relativ spät. Für die **Schläfenlappentumoren** gibt Bach das Vorkommen der Stauungspapille mit 65 %, für **Scheitellappentumoren** nur mit 40 % an. Selten ist die Stauungspapille bei Tumoren der Hirnschenkel; auch bei solchen der Brücke und der Oblongata kommt sie nur in der Minderzahl der Fälle vor. Für **Hypophysengeschwülste** ist es im allgemeinen kennzeichnend, daß es ohne vorausgegangene Stauungspapille zur Sehnervenatrophie kommt; doch erfährt diese Regel viele Ausnahmen.

Durchmustern wir nun die Reihe der sonstigen Gehirnkrankheiten, die mit Stauungspapille einhergehen, so müssen wir vor allem der **„Meningitis serosa"** gedenken. Bei diesem Krankheitszustande, um dessen Kenntnis sich besonders Quincke verdient gemacht hat, handelt es sich bekanntlich um einen hochgradigen und zu Druckerscheinungen auf den Schädelinhalt führenden serösen Erguß in den Subarachnoidealraum, also um das Analogon der Pleuritis oder Peritonitis serosa. Die seröse Meningitis geht oft mit einer Vermehrung des Ventrikelinhaltes einher (also mit einem Hydrocephalus acquisitus) und entwickelt sich teils im Gefolge von Infektionskrankheiten (z. B. Masern oder Pneumonie), teils auf luetischer Grundlage, teils im Anschlusse an entzündliche Erkrankungen des Ohres oder der Nase, teils nach Schädeltraumen — vielfach aber ist die Ätiologie nicht zu eruieren. Neben den diffusen Formen der serösen Meningitis kommen auch zirkumskripte abgekapselte Flüssigkeitsansammlungen im Subarachnoidealraume vor, gewöhnlich an irgendeiner Stelle der Großhirnkonvexität. Seltener, aber wegen der mit Kleinhirntumor übereinstimmenden Symptomatologie besonders interessant, ist die von Placzek-Krause, Oppenheim-Borchardt, von mir u. a. beobachtete „Menigitis cystica serosa der hinteren Schädelgrube" — die

sich pathologisch-anatomisch als Retentionszysten in der „Cisterna acustico-
facialis“ oder in der „Cisterna cerebello-medullaris“ dokumentiert. Die Differentialdiagnose gegenüber dem Tumor ist bei Meningitis serosa oft äußerst
schwer zu stellen; man ist darauf angewiesen, sich auf die Anamnese, den
remittierend-exazerbierenden Verlauf, den Erfolg resorbierender Medikation
usw. zu stützen, aber auch echte Tumoren können ausnahmsweise die gleichen
Kriterien aufweisen, z. B. der Fall von Kleinhirnsarkom, den ich oben
erwähnt habe und dessen erste Symptome sich an eine Otitis anschlossen!
So kommt es denn, daß die meisten Fälle seröser Meningitis erst bei der
Trepanation als **„Pseudotumoren“** erkannt werden.

In diese letztere Kategorie werden auch Fälle eingereiht, die klinisch
das typische Bild einer Gehirngeschwulst, einschließlich der Stauungspapille
lieferten, autoptisch aber, oder bei der Operation, weder einen Tumor erkennen ließen, noch einen Meningealerguß, und die von Reichardt u. a.
als das Resultat einer molekularen „Hirnschwellung“ aufgefaßt werden.

II.

Bei den nicht „serösen“ Meningitiden, also bei der **eitrigen Menigitis
cerebralis,** bei der **Meningitis tuberculosa,** der (stets sekundären) **Meningitis
carcinomatosa** und bei der **epidemischen Genickstarre** spielt dagegen die
Stauungspapille eine ganz untergeordnete Rolle; am ehesten wird man
sie bei der purulenten Form zur Beobachtung bekommen, wie sie traumatisch,
otitisch oder metastatisch entsteht (letzteres besonders nach eitrigen
Prozessen in den Lungen oder Pleuren, aber auch nach Endocarditis ulcerosa,
Kindbettfieber, Typhus, Pneumonie und Influenza) oder endlich durch fortschreitende Infektion der sog. Emissarien des Schädeldaches beim Erysipel.
Hier erreicht aber die Stauungspapille nie einen hohen Grad, was wohl mit
dem fast immer rasch tödlichem Verlaufe dieser Affektion zusammenhängt.
Bei tuberkulöser Meningitis habe ich nur einmal Stauungspapille beobachtet;
diese mochte damit zusammenhängen, daß in jenem Falle der Erguß in
atypischer Weise vorwiegend die Konvexität betraf. Bei der landläufigen,
tuberkulösen „Basilarmeningitis“ kommt dagegen Stauungspapille kaum vor;
auch bei der Meningitis cerebrospinalis epidemica ist sie außerordentlich
selten.

Mehr Bedeutung kommt bei sämtlichen akuten Meningitiden der Neuritis optica zu (Fig. 48): die Papille wird graurötlich, zuweilen fleckig
gesprengelt, ihre Grenzen werden undeutlich, ihr Durchmesser erscheint
größer, ihre Venen sind geschwollen und geschlängelt, ihre Arterien dagegen
dünn; dabei vermissen wir meistens die radiäre Fältelung, die für Stauungspapille so charakteristisch ist, auch pflegt die Verschleierung der Gefäße
durch das Ödem entweder zu fehlen oder nur schwach ausgesprochen zu
sein; ferner prominiert die Papille nur wenig über die umgebende Netzhaut,
so daß der Unterschied zwischen der optischen Einstellung auf die Papillen-
höhe und die benachbarte Retina ein ganz geringer ist. Erwähnung verdient der Umstand, daß in denjenigen Fällen von epidemischer Genickstarre,
die in Heilung übergehen — oder, sagen wir richtiger: mit dem Leben
davonkommen — die Papillitis nur selten Amaurose hinterläßt, im Gegensatze zu Akustikusneuritis, die bekanntlich Übelhörigkeit zuweilen sogar
Taubheit zu hinterlassen pflegt.

Bei Meningitis cerebrospinalis epidemica sind die Pupillen meistens verengt und reagieren träge auf Licht und Akkommodation; dagegen erweitern sie sich oft auffallend stark bei Reizen des Integumentes; letzteres Symptom, das von Göppert beschrieben worden ist, kann schon durch Bestreichen der Haut mit dem Fingernagel erhalten werden. Bei der gewöhnlichen eitrigen Hirnhautentzündung geht die Miosis häufig (und zwar besonders bei den Fällen, wo die Infektion vom Ohr ausgegangen) mit Anisokorie einher. Die Pupillle auf der ohrkranken Seite pflegt enger zu sein. Im terminalen Stadium ändert sich das Bild, indem an die Stelle der Pupillenverengerung eine Mydriasis tritt, der infolgedessen eine infauste prognostische Bedeutung zukommt. Bei der tuberkulösen Meningitis ist das Verhalten der Pupillen ziemlich inkonstant; in späteren Krankheitsstadien finden wir sie meistens starr und dilatiert. Eigentümliche Befunde erwähnt Bach: in zwei Fällen, bei denen das Cheyne-Stokessche Atmen bestand

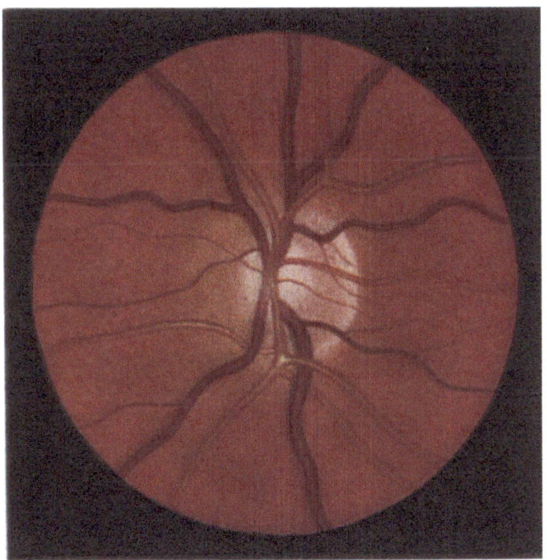

Fig. 48. Neuritis optica: Venen gestaut. Papillengrenzen, besonders nasal, ödematös, Papille etwas hyperämisch.
(Aus: Köllner, Der Augenhintergrund bei Allgemeinerkrankungen. Berlin. Springer 1920.)

(also ein periodisches An- und Abschwellen der Inspiration, das gelegentlich zu völligem Intermittieren der Atmung führen kann), waren während der Atempause die Pupillen mittelweit, bei Beginn der Atmung erweiterten sie sich langsam und stark, um nach Aufhören der Atmung rasch zurückzufallen; während der Pause reagierten sie weder auf Lichteinfall, noch auf Hautreize. Einmal lag eine paradoxe Pupillenreaktion vor: bei Lichteinfall erfolgte Erweiterung, bei Dunkelheit verengten sich die Pupillen auf Stecknadelkopfgröße.

Lähmungen der äußeren Augenmuskelnerven sind bei epidemischer Genickstarre und bei eitriger Konvexitätsmeningitis gelegentlich zu beobachten, bei letzterer zuweilen auch ein tonischer Krampf der Orbiculares oculorum. Viel häufiger aber treten Ophthalmoplegien (bzw. Hirnnervensymptome überhaupt! bei Meningitis tuberculosa auf, als Kriterien ihrer vorwiegend basalen Lokalisation. Am häufigsten werden Abduzenslähmungen festgestellt, Okulomotoriuslähmungen auch recht häufig, Trochlearislähmungen dagegen selten; dabei wollen wir nicht vergessen zu betonen, daß an eine genaue Untersuchung der Augenmotilität bei Meningitiskranken meistens nicht zu denken ist, und daß wir uns mit der Konstatierung gröberer Strabismen oder einer Ptosis in der Regel begnügen müssen. Erwähnen möchte ich noch den nicht ganz seltenen Lagophthalmus durch Läsion des Fazialis an der Schädelbasis.

Unter den sonstigen okulären Begleiterscheinungen der akuten Hirn-hautentzündungen spielen die Chorioidealtuberkel als Symptome der tuberkulösen Meningitis in den Lehrbüchern eine größere Rolle als in praxi, denn ich muß gestehen, daß ich diese Läsion viel gesucht, aber nie gefunden habe, und daß sie auch von augenärztlicher Seite bis jetzt bei keinem meiner Patienten mit Meningitis tuberculosa festgestellt worden ist. Zur Sicherung der ätiologischen Diagnose (für welche man ja bei Kindern auch die Pirquetsche Kutireaktion zu Hilfe nehmen kann, falls der primäre tuberkulöse Herd latent ist) ist der Tuberkelbefund in der Aderhaut auch kaum jemals erforderlich. — Bei epidemischer Genickstarre und bei tuberkulöser Meningitis hat eine Erkrankung des Trigeminus in einzelnen Fällen zu einer sog. „Keratitis neuroparalytica" geführt. Diese Störung dürfte in solchen Fällen nicht lediglich als Folge einer Anästhesie des oberen Trigeminusastes aufzufassen sein, denn bei derartigen bettlägerigen, oft auch bewußtlosen Patienten ist kaum anzunehmen, daß der Bulbus infolge seiner Gefühllosigkeit Berührungen Erosionen usw. in besonderem Maße aus-gesetzt wird, vielmehr kommen wir hier ohne die Annahme einer direkten trophischen Störung ebensowenig aus, wie bei der Erklärung des oft trotz peinlichster prophylaktischer Maßregeln foudroyant um sich greifenden De-cubitus sacralis. — Sowohl bei der Meningitis cerebralis purulenta, als auch bei der Meningitis cerebrospinalis epidemica kommen Orbitalphlegmonen mit Protrusio bulbi vor, sowie eine eitrige Iridochorioiditis, die zu Panophthalmie führen kann.

Eine weitere Meningealerkrankung, die mit Augensymptomen einher-gehen kann, ist die **Pachymeningitis haemorrhagica interna.** Dieser Krank-heitszustand, in dessen Ätiologie der chronische Alkoholismus obenansteht, stellt sich anatomisch folgendermaßen dar: auf der Innenseite der Dura mater entstehen flächenförmige, membranartige Auflagerungen aus ent-zündlichem Granulationsgewebe, das sich später in Bindegewebe umwandelt, und außerordentlich gefäßreich ist. Die Wände dieser Gefäße zeigen mehr oder weniger schwere Degenerationserscheinungen und eine große Tendenz zu Rupturen, wodurch wiederholte Blutergüsse in und zwischen die aufgelagerten Membranen entstehen. Die Pachymeningitis haemorrhagica sitzt gewöhnlich doppelseitig, wenn auch in der Regel asymmetrisch, über der Hemisphärenkonvexität. Die Allgemeinsymptome sind wenig charakte-ristisch: Kopfweh, Schwindel, Sprachstörungen, Gedächtnisdefekte — aber die einzelnen hämorrhagischen Schübe gehen oft mit prägnanten Herd-symptomen einher, die sich meistens wieder ausgleichen, und unter denen, neben Extremitätenlähmungen verschiedener Topographie, die Déviation con-juguée der Augen und des Kopfes eine diagnostisch wichtige Rolle spielt. Die Pupillen sind meistens verengt, zuweilen ungleich und reagieren träge. Bei letal verlaufenden Fällen stellt sich allmählich Stauungs-papille nebst den übrigen Symptomen des „Hirndruckes" ein, und der Kranke kann sogar erblinden.

Weitere raumbeengende Hirnerkrankungen, deren Krankheitsbild von demjenigen des Gehirntumors sich kaum, bzw., was die okulären Symptome anbelangt, nicht unterscheidet, sind die **Hirnabszesse, Zystizerken, Echino-**

kokken des Gehirns, **gewisse Aneurysmen** der Arteria fossae Sylvii oder der Karotis, sowie größere **Solitärtuberkel** und syphilitische **Gummata.** Auch hier spielt unter den Allgemeinsymptomen die Stauungspapille eine bedeutende Rolle, während, je nach der Lokalisation des Krankheitsitzes, Augenmuskellähmungen und die verschiedenartigsten Unterbrechungen der Sehbahn zu charakteristischen Symptomenkomplexen führen können.

III.

Nun repräsentieren aber die soeben erwähnten luetischen Granulationsgeschwülste nur eine — und zwar gerade die seltenste — Erscheinungsweise der **syphilogenen Schädigung des Gehirns und seiner Hüllen.** Und doch liefert die Lues sowohl dem Ophthalmologen als dem Neurologen ein so namhaftes Kontingent seines Patientenmateriales, daß es sich vom Standpunkte beider Disziplinen empfiehlt, die verschiedenen auf Syphilis beruhenden Organopathien des Zentralnervensystems einer gemeinsamen Betrachtung zu unterziehen. Dabei ist es empfehlenswert, zwei Kategorien von Krankheitszuständen auseinanderzuhalten, nämlich 1. die syphilitischen und 2. die meta- oder parasyphilitischen Erkrankungen. Ist auch durch Noguchis Entdeckung der Spirochaete pallida bei Paralyse und Tabes die Grenze zwischen jenen beiden Gruppen etwas verwischt worden, so kann diese Abgrenzung doch nicht als völlig aufgehoben bezeichnet werden, solange wir uns der grundsätzlichen histopathologischen Unterschiede zwischen hüben und drüben bewußt bleiben. Bei den syphilitischen Gehirnaffektionen handelt es sich um die Entwicklung der für Lues ganz allgemein charakteristischen pathologisch-anatomischen Veränderungen, bei den metasyphilitischen dagegen um degenerative Läsionen bestimmter zerebraler Bezirke, welche histologisch mit den tertiären Manifestationen, wie wir sie an anderen Organen finden, nichts gemein haben.

Beginnen wir mit den echt tertiären Erkrankungen des Gehirns, so hätten wir, nächst dem bereits erwähnten solitären Gumma, das klinisch unter den Begriff des Hirntumors fällt, vor allem der Meningitis basilaris gummosa zu gedenken. Es handelt sich dabei um die Bildung kleiner und multipler Gummiknötchen, welche die basalen Teile bevorzugen und gewöhnlich in den weichen Häuten, bzw. an deren Gefäßen sitzen. Eine ebenso bedeutende Rolle spielt die Endarteriitis syphilitica eine Gefäßerkrankung, deren wesentliches Charakteristikum in einer progressiven Verdickung der Intima durch ein zellreiches, neugebildetes Bindegewebe besteht, und die zum vollständigen Verluste der Gefäßlichtung führen kann. Selten ist dagegen die Meningoencephalitis luetica: diesem Prozesse liegt eine diffuse, kleinzellige Infiltration der weichen Hirnhäute zugrunde, die in den späteren Stadien in beträchtliche bindegewebige Verdickung und Durchsetzung derselben mit sulzigen Einlagerungen übergeht. Fast ausnahmslos erkranken dabei die Gefäße endarteriitisch und periarteriitisch mit, und ihr Eindringen in die Gehirnrinde dient dem Infiltrationsprozesse als Weg zur Propagation in das Zentralorgan selbst.

Soweit die pathologische Anatomie. Klinisch spielen im äußerst vielgestaltigen und von Fall zu Fall variierendem Bilde der Gehirnsyphilis (neben Kopfschmerzen, Affektionen des Trigeminus, Fazialis, Akustikus, Glossopharyngeus, Vagus, Hypoglossus, psychischen Störungen, rindenepileptischen Anfällen und Lähmungs-

erscheinungen an den Extremitäten) gerade die Augensymptome
eine bedeutende Rolle. Zunächst betreffen sie vielfach den Nervus opticus,
wie denn auch die Chiasmagegend eine Prädilektionsstelle für die Lokalisation tertiärer Produkte darstellt. Die ophthalmoskopische Untersuchung
zeigt verschiedene Bilder, seltener eine Stauungspapille, häufiger eine
Neuritis optica mit Tendenz zum Übergange in neuritische Optikusatrophie. Die Stauungspapille ist so gut wie immer bilateral, freilich oft
mit beträchtlichen Intensitätsunterschieden zwischen rechts und links, die
Neuritis optica kann einseitig auftreten. Bedeutend häufiger als der
Optikus ist aber der Okulomotorius affiziert, und zwar bald einseitig, bald
doppelseitig, aber fast nie total, sondern in der Regel unter Aussparen eines
oder mehrerer der von ihm versorgten Muskeln. Besonders regelmäßig und
besonders frühzeitig tritt die Lähmung des Musculus levator palpebrae auf,
so daß ein großer Teil dieser Patienten durch die Ptosis als erstes Symptom
ihrer Hirnlues zum Augenarzte geführt wird. Was die luetische Erkrankung
im Funktionsgebiete innerer Okulomotoriuszweige anbetrifft, so findet man
sowohl die Pupillenlähmung, als auch ihre Kombination mit Akkommo-
dationslähmung (also Ophthalmoplegia interna) als endlich die reflektorische Pupillenstarre, das Argyll Robertsonsche Symptom. — Entschieden seltener kommen die syphilitischen Augenmuskellähmungen (in
deren klinischem Bilde ein rascher Wechsel sich geltend zu
machen pflegt!) im Bereiche des Trochlearis und Abduzens vor. Endlich
seien noch von gelegentlichen okulären Symptomen der basalen Hirnlues
erwähnt: Aufhebung des Kornealreflexes, Herpes zoster ophthalmicus, Horn-
hautgeschwüre (durch Läsion des Fazialis). Der Lagophthalmus kann bei
syphilitischer Basilarmeningitis sogar ein doppelseitiger sein, während sonst
die Diplegia facialis eine ganz exzessive Rarität darstellt.

Gehen wir nun zur Betrachtung der okulären Symptome bei den
metasyphilitischen Gehirnerkrankungen über, so braucht es wohl keiner
besonderen Entschuldigung, daß ich hier neben der Paralyse im gleichen
Atem die Tabes dorsalis und auch manche Fälle sog. „syphilitischer
Spinalparalyse" anführe, denn schon die Häufigkeit (oder gar Regel-
mäßigkeit) der Augenstörungen im Krankheitsbilde der beiden letzterwähnten
Affektionen zeigt uns an, daß es sich dabei nicht um bloße Rücken-
markskrankheiten handelt, wie man nach der Benennung schließen
könnte, ganz abgesehen von den sonstigen zerebralen Symptomen, die
sie oft erkennen lassen, und von den zahlreichen Übergangsformen, welche
die Brücke zur Dementia paralytica herüberschlagen.

Die reflektorische Pupillenstarre spielt bei den metasyphilitischen
und bei den tertiären Gehirnerkrankungen eine so präponderante Rolle, daß
sich bis vor kurzem die Frage erhob, ob wir sie nicht als für die syphilo-
gene Natur einer vorliegenden Nervenaffektion schlankweg patho-
gnomonisch betrachten sollten. Seitdem nun bei gewissen Patienten mit
Encephalitis epidemica (siehe unten) von Economo, von mir
selbst und einigen anderen Beobachtern absolut typisches Robertsonsches Symptom festgestellt werden konnte (während der österreichischen
Epidemie von 1920 sprach man sogar bei derartigen Fällen, die auch mit
Schwund der Sehnervreflexe einhergingen, von einer „tabetiformen Varietät"
des Leidens), ist diese Frage im negativen Sinne entschieden. Mit
obiger Einschränkung aber kann man sagen, daß die reflektorische
Pupillenstarre in typischer Ausbildung bei nichtsyphilogenen Leiden stets
vermißt wird. Für mich ist sie deshalb, sobald das Vorhandensein
oder das Überstehen einer Encephalitis epidemica aus-

geschlossen werden kann, ebensowohl ein Kriterium durchgemachter Lues wie eine positive Wassermannreaktion. Das Argyll Robertsonsche Symptom kann bei Tabes, Paralyse, syphilitischer Spinalparalyse einseitig vorkommen; zuweilen ist es nur schwach ausgebildet, in Form reflektorischer Pupillenträgheit. Sehr oft finden wir außerdem Miosis und Entrundung, nicht selten abnorme, d. h. mehr als 4 mm betragende Weite eines oder beider Sehlöcher. Doch kommt extreme Mydriasis (über 6 mm Durchmesser) bei reflektorischer Pupillenstarre (im Gegensatze zur absoluten) niemals vor (C. Behr). In einem ansehnlichen Bruchteile der Fälle findet sich in irgendeinem Stadium der Erkrankung Anisokorie vor, zuweilen variabel in Gestalt der „springenden Pupillen". Die absolute Pupillenstarre kann bei metasyphilitischen Nervenkrankheiten vorkommen, doch ist sie hier als ein atypischer Befund zu bezeichnen. Wie fundamental wichtig die genaue Untersuchung der Pupillen bei Metaluetikern ist, geht aus der Statistik von Faure und Desvaulx hervor, die unter 200 Tabesfällen 193mal Pupillenanomalien irgendwelcher Art vorfanden, während bei Dementia paralytica nach Mignot, Schrameck und Parisot nur 6% der Fälle intakte Pupillen aufweisen. Bei mikroskopischer Betrachtung und bei Verwendung der Gullstrandschen Spaltlampe als Lichtquelle erweist sich allerdings die Lichtreaktion bei Tabikern und Paralytikern kaum jemals als vollständig aufgehoben.

Ein sehr interessantes Symptom, das gelegentlich die reflektorische Pupillenstarre begleitet — nach seinem Entdecker C. Behr allerdings häufiger bei absoluter Pupillenstarre vorgefunden werden soll —, ist das sog. „Abduktionsphänomen", eine Pupillenverengerung, welche (nach kurzer Latenzzeit) durch forziertes Seitwärtsblicken ausgelöst wird, und zwar fast immer nur einseitig, am abduzierten Auge. Es handelt sich um eine pathologische Mitbewegung. Nach Behr machen die bisher vorliegenden Beobachtungen die Annahme wahrscheinlich, daß der vom pontinen Blickzentrum ausgehende Abduktionsimpuls von der Verbindungsbahn mit dem Internuskern auf diejenige zwischen Orbikularis- und Sphinkterzentrum (s. o. S. 18, 27, „Lidschlußphänomen") überspringt und so dem Westphal-Edingerschen Kerne zugeleitet wird. — Derselbe Autor hat sich auch mit der „tonischen Konvergenzreaktion" beschäftigt, die zuweilen mit dem Argyll Robertsonschen Phänomen einhergeht und in typischen Fällen als Fortdauer der maximalen Konvergenzmiose nach Aufhören der Konvergenz imponiert, und hat gezeigt, daß dieses, meistens nur einseitig auftretende Phänomen nicht als luetisches oder metaluetisches Stigma betrachtet werden darf, vielmehr auch bei Diabetes, Migräne, Alcoholismus chronicus, Basedowscher Krankheit, Störungen des Sympathikus und der inneren Sekretionen vorkommt.

Die metaluetische Optikuserkrankung kann bekanntlich auch monosymptomatisch als selbständiges Krankheitsbild auftreten, am häufigsten aber finden wir sie bei Tabes, viel seltener bei Paralyse. Bei dieser letzteren hat Joffroy unter 227 Fällen nur 27mal mehr oder minder ausgebildete Atrophie der Papille gesehen, und dabei dürfte es sich meist um Alterationen handeln, die erst sub finem zur Entwicklung gelangten. Bei Tabes dagegen soll nach Uhthoff die Optikusatrophie sich in 10—15%, nach Löhlein gar bei 17% der Fälle einstellen; nach meinen persönlichen Erfahrungen erscheint mir allerdings dieser Prozentsatz zu hoch gegriffen. Im Gegensatze zur Paralyse ist hier die Optikuserkrankung in frühen Erkrankungsstadien viel mehr zu befürchten, als bei vorgerücktem Krankheitsverlaufe. Erwähnung verdient die Tatsache, daß das Auftreten einer Erblindung durch

tabische Optikusatrophie (sog. „amaurotische Tabes") sehr oft der weiteren
Entwicklung des Leidens Halt gebietet, so daß französischen Autoren der
Ausdruck „Tabès arrêté par la cécité" ein ganz geläufiger ist.

Es handelt sich bei der metaluetischen Optikusatrophie um einen
primären Schwund der Optikusneurone mit „reparatorischer" Wucherung
der Stützsubstanz, also um das pathologisch-anatomische Analogon der
tabischen Rückenmarkserkrankung. Wie das Studium der Gesichtsfelder
zeigt, bleibt am längsten intakt das papillomakuläre Bündel, so daß es zu
konzentrischen Gesichtsfeldeinengungen kommt. Seltener sind unregelmäßige
Ausfälle, ganz atypisch zentrale Skotome. Die Farbenempfindungen (namentlich für Grün!) pflegen vor der Weißempfindung zu schwinden. — Ophthalmoskopisch beobachtet man in den typischen Fällen, welche die große
Mehrzahl darstellen, zunächst eine allgemeine Ablassung der Sehnervenköpfe;
nach und nach werden sie kreideweiß, wobei ihre Begrenzung vorerst eine

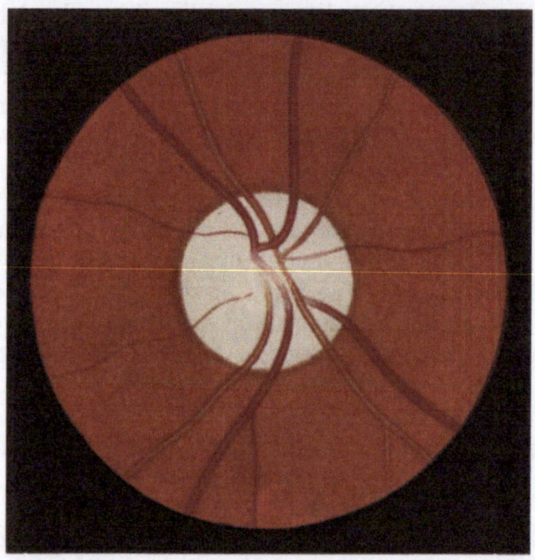

Fig. 49. Tabische Sehnervenatrophie: Grauweiße Farbe der Papille (in der Mitte
die weißere physiologische Exkavation), Grenzen scharf, Gefäße von normalem Kaliber.

(Aus: Köllner, Der Augenhintergrund bei Allgemeinerkrankungen. Berlin. Springer 1920.)

vollkommen scharfe bleibt (Fig. 49). Schließlich werden auch die Gefäße
betroffen und erscheinen sehr verdünnt. Es gibt aber auch zuweilen Tabes-
fälle mit einem andersartigen Bilde der Optikuserkrankung: die Papille
erscheint zuerst trübe und verschwommen, grauweiß und mit leicht ver-
schleierten Rändern, später wird sie zwar weiß, jedoch unscharf be-
grenzt und sieht oft wie geschrumpft aus (Fig. 50); auch liegt die Lamina
cribrosa nicht zutage und die angrenzende Chorioidea zeigt zuweilen eine
unregelmäßige Entfärbung. Dies ist bekanntlich das Bild der „neuritischen
Atrophie"; wir fassen sie als eine die Tabes komplizierende, echt syphilitische Erkrankung auf, und deren Prognose ist in der Tat weniger trost-
los, als diejenige der rein degenerativen Atrophie, die in 1—3 Jahren zur
völligen Erblindung führt. Nur ganz ausnahmsweise soll bei dieser
letzteren der Entartungsprozeß zum Stillstande gekommen sein. — Anderseits wird zuweilen bei Hirnlues statt der Neuritis optica, von der wir
vorhin sprachen, eine einfache degenerative Optikusatrophie in einer den

Befunden bei Tabes und Paralyse durchaus konformen Erscheinungsweise konstatiert. Ihr Bestehen weist dann auf die (auch sonst recht häufige!) Kombination syphilitischer und metasyphilitischer Prozesse hin.

Im Gegensatze zu den Optikus- und Pupillenveränderungen der Metalues, die sich durch ihre Progressivität oder mindestens ihre Konstanz auszeichnen, sind die tabischen Augenmuskellähmungen in der Mehrzahl der Fälle vorübergehender, ja flüchtiger Natur. Diese Phänomene gehören meistens dem Frühstadium der Tabes an, wobei die Lähmung mit Vorliebe einen einzigen Muskel befällt (es sind die „paralysies parcellaires" Fourniers): am häufigsten den Rectus externus, nur wenig seltener den Rectus internus oder den Levator palpebrae. Wo die Augenmuskellähmungen dagegen erst in späteren Krankheitsstadien auftreten, pflegen sie größere Ausdehnung zu

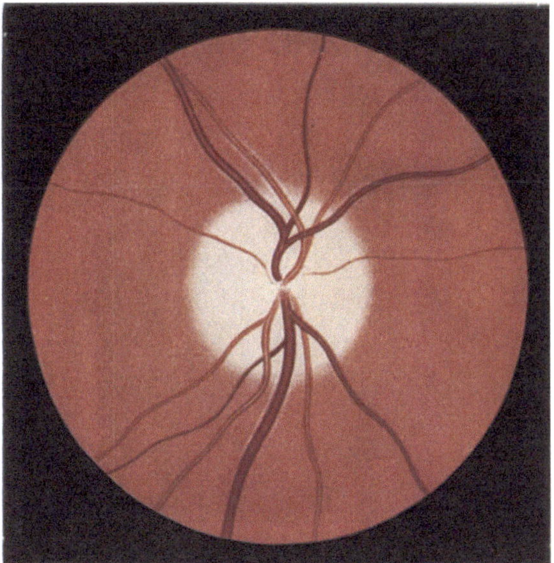

Fig. 50. Neuritische Sehnervenatrophie: Weiße Verfärbung der Papille mit unscharfen Grenzen und weiße Einscheidung der Netzhautgefäße.
(Aus: Köllner, Der Augenhintergrund bei Allgemeinerkrankungen. Berlin. Springer 1920.)

bekunden. Strabismus, Diplopie, Ptosis sind die klinischen Folgen. Weder über den Sitz, noch über die Natur des pathologischen Substrates dieser Lähmungen sind wir im klaren; wir wissen nicht einmal, ob es sich um Veränderungen im Kerngebiet oder in den Nervenstämmchen handelt. Der Umstand, daß diese Störungen oft nur wenige Tage lang bestehen, ferner von einem Tage zum andern wechseln können, legt die Vermutung nahe, es handle sich um Zirkulationsstörungen, etwa Gefäßkrämpfe. Dauernde oder gar progressive Augenmuskellähmungen bei Tabikern oder Paralytikern fassen wir eher als tertiärluetische Komplikationen auf.

Zum Schlusse sei noch eines erst in neuester Zeit studierten, ophthalmologisch interessanten Tabessymptoms gedacht, nämlich des Fehlens des sog. „okulokardialen Reflexes (Dagnini, Aschner), d. h. der normalerweise durch Druck auf die Augäpfel zu provozierenden Verlangsamung des Pulses um 5—12 Schläge pro Minute, die im allgemeinen mit einer

Senkung des Blutdruckes einhergeht. Ob, wie Loeper und Mougeot
angeben, diese Areflexie an Häufigkeit und Wichtigkeit für die Tabes-
diagnostik dem Argyll Robertsonschen Symptom nicht nachsteht, bin
ich noch nicht in der Lage zu entscheiden, es scheint mir aber nicht der
Fall zu sein.

Soviel über die okulären Symptome der syphilogenen Gehirnerkrankungen, bei deren Besprechung ich mir, gemäß der großen praktischen
Wichtigkeit dieser Dinge, eine gewisse Ausführlichkeit gestattet habe. Wir
gehen nun in der Durchmusterung der uns beschäftigenden Affektionen
weiter und wenden uns zunächst der **multiplen Sklerose** zu.

Hier sind sowohl bei den ziemlich seltenen, vollentwickelten oder
„klassischen" Formen, als auch bei den so überaus häufigen atypischen und
rudimentären Fällen, Optikusveränderungen wohl meistens zu finden.

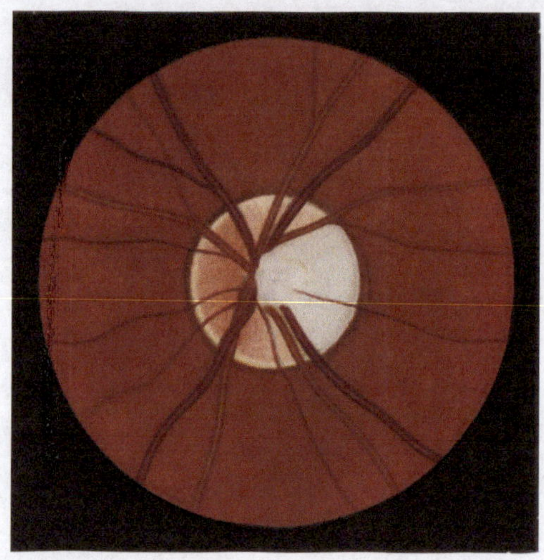

Fig. 51. Typische partielle Sehnervenatrophie bei multipler Sklerose: Temporale
Abblassung der Papille.

(Aus: Köllner, Der Augenhintergrund bei Allgemeinerkrankungen. Berlin. Springer 1920.)

Bald betreffen diese nur das eine, bald beide Augen und rufen entweder
Amaurose oder Amblyopie, oder mehr oder weniger zirkumskripte Ausfälle
im Gesichtsfelde hervor. Solche Skotome können zentral oder peripher
angeordnet sein, haben aber meistens eine recht unregelmäßige Gestalt.
Ferner sind die Sehstörungen in ihrer Intensität äußerst variabel und können
sogar wieder vollständig verschwinden. Der ophthalmoskopische Aspekt
der Augenhintergrundsveränderungen ist ein recht verschiedener, worauf
uns besonders die Studien von Uhthoff, Parinaud, Bruns und Stölting
hingewiesen haben: nur ausnahmsweise hat die Papille das Aussehen der
optischen Neuritis (hyperämisch, etwas prominierend, trüb, mit erweiterten
Gefäßen), meistens ist sie im Gegenteile flach und grau, grauweiß oder
porzellanweiß verfärbt. Auffällig ist der Umstand, daß die ophthalmoskopische
Veränderung fast nie den Sehnerv in toto·betrifft, sondern sich gewöhnlich,
selbst in den Spätstadien auf eine Hälfte beschränkt, in der Regel die
temporale (Fig. 51). Vor etwaigen Verwechslungen mit temporalwärts aus-
gedehnter physiologischer Exkavation wird man am ehesten geschützt sein,

wenn man sich jeweilen davon vergewissert, daß die „temporale Ablassung“ der multiplen Sklerose bis zum Papillenrande reicht. Diese verschiedenen Anomalien tragen wohl dazu bei, den Kranken den eigentümlich matten Blick zu geben, der schon Charcot aufgefallen war, als er sich ausdrückte; „ces malades ont le regard vague“. Zum Glücke äußerst selten sind die Fälle, wo ein die multiple Sklerose komplizierender Hydrops ventriculorum zu differential-diagnostischen Schwierigkeiten gegenüber dem Hirntumor führt. In derartigen Fällen kommt es nämlich zu Hirndrucksymptomen (kontinuierlichem Kopfweh, Stauungspapille usw.), die aber im allgemeinen nicht so hochgradig und namentlich nicht so progressiv sind, wie bei intrakranialer Geschwulstbildung.

Unter den okulären Motilitätsstörungen der multiplen Sklerose nimmt der Nystagmus die erste Stelle ein. In den ersten Stadien der Krankheit muß auf ihn gefahndet werden, dadurch, daß man den Patienten extrem lateralwärts oder herauf oder herunter blicken läßt; dabei werden wir natürlich nur ein offenkundiges Augenzittern bei der Diagnose der Sclerosis multiplex zu veranschlagen haben, nicht die sog. nystagmiformen Zuckungen, die auch beim Gesunden durch forciertes Seitwärtsblicken zuweilen auftreten. Der Nystagmus der multiplen Sklerose ist ein dynamischer Nystagmus, ein Intentionsnystagmus, dessen Intensität mit der Ausgiebigkeit der Bewegung sich steigert. Fast stets wird man einen lateralen, seltener einen vertikalen Nystagmus beobachten. Als Rarität wird auch ein rotatorischer Nystagmus beschrieben.

Augenmuskellähmungen sind weniger konstant; nach Dejerine und Thomas würden sie sich nur in einem Sechstel der Fälle vorfinden. Gewöhnlich handelt es sich um isolierte Lähmungen der äußeren Augenmuskeln. Am häufigsten betroffen ist der Abduzens, seltener der Okulomotorius. Drei Fälle von totaler Ophthalmoplegie hat Oppenheim gesehen. Alle diese Lähmungen pflegen langsam und allmählich sich einzustellen und können später wieder verschwinden; sie gehen mit Diplopie und Strabismus einher. Nach Kunn soll übrigens der Strabismus der multiplen Sklerose nicht immer der Ausdruck einer Augenmuskellähmung sein, sondern die Folge von sklerotischen Herden, welche die Assoziationsbahnen zwischen den einzelnen Augenmuskelkernen unterbrechen. Dieser Strabismus wäre also lediglich eine Assoziationsstörung der Augenbewegungen.

Miosis, Pupillenungleichheit, Akkommodationsschwäche kommen gelegentlich einmal vor. Häufiger konstatiert man den Hippus, sowie abnorm lebhafte Pupillenreflexe, was nach Parinaud dem für multiple Sklerose so charakteristischen Intentionszittern der Gliedmassen und der Reflexsteigerung an den Skelettmuskeln zu homologisieren wäre.

Was den Augensymptomen der multiplen Sklerose eine besondere diagnostische Bedeutung verleiht, ist der Umstand, daß sie bei der schleichenden Entwicklung der Krankheit, die ja die gewöhnlichste Art ihres Verlaufes darstellt, als „vorpostenartige Erscheinungen“, wie Oppenheims treffender Ausdruck lautet, den sonstigen Anomalien, vor allem dem Eintritte spastischer Erscheinungen an den Beinen, vorausgehen. Dies gilt sowohl von den Augenmuskelstörungen mit Doppelsehen, als auch von den Optikusveränderungen, welche nach meinen Erfahrungen sehr oft im Anfange irrtümlich als retrobulbäre Neuritis aufgefaßt werden.

Im Zusammenhange mit der multiplen Sklerose verdient die sog. „Westphalsche Pseudosklerose“ Erwähnung, ein seltenes Leiden, bei dem (mindestens mit unseren bisherigen Methoden) im Zentralnervensystem entweder überhaupt kein abnormer Befund erhoben, oder aber höchstens ein ganz geringer Grad von diffuser Gliavermehrung konstatiert wird, während das klinische Bild demjenigen der multiplen Sklerose außerordentlich ähnelt. Jedoch werden bei der Pseudosklerose der Nystagmus und die Optikusveränderungen regelmäßig vermißt, dagegen andere okuläre Symptome beobachtet, nämlich erstens eine eigentümliche Verlangsamung der Augenbewegungen und zweitens (jedenfalls bei einem namhaften Teile der Fälle) ein eigentümlicher grüner Ring um die Kornea. Dieser besteht aus einem Pigmente, für dessen Entstehung wahrscheinlich eine auch dem übrigen Symptomenkomplexe zugrundeliegende Entwicklungsstörung der Leber verantwortlich zu machen ist.

Über die Augenstörungen bei **hereditären Ataxien** wollen wir uns, entsprechend der Seltenheit dieser Zustände, kurz und bündig fassen: Bei Friedreichscher Krankheit ist der Nystagmus ein beinahe konstantes Phänomen. In den Frühstadien fehlt er allerdings meistens; gewöhnlich erscheint er nach 3—5jährigem Bestande, zuweilen erst später, nur sehr seltene Fälle lassen ihn ganz vermissen. Es handelt sich in der Regel um einen dynamischen Nystagmus horizontalis, fast niemals um einen statischen, d. h. auch in der Ruhe vorhandenen Nystagmus. Augenmuskellähmungen sind äußerst selten. Die Pupillenreaktionen habe ich in über 20 untersuchten Fällen stets intakt gefunden. Marie hat jedoch Fälle beschrieben, die starre Pupillen, Optikusatrophie und Gesichtsfeldeinengung gehabt haben sollen. Da sich diese Fälle auch durch Steigerung der Patellarreflexe, relativ spätes Erkrankungsalter und einige andere klinische Eigentümlichkeiten von dem geläufigen Bilde der Friedreichschen Krankheit unterschieden, hat er versucht, ihnen als „hérédoataxie cérébelleuse" den Wert einer besonderen Krankheitseinheit zu vindizieren, wogegen sich aber große Bedenken erheben, auf die ich hier wohl nicht einzugehen brauche.

Von der **Gehirnarteriosklerose** ist nur zu sagen, daß hochgradige Erkrankungen neben körperlichem Verfall, prämaturer Senilität, lückenhaftem Intelligenzdefekt usw. sehr oft eine Pupillenträgheit für Licht, Akkommodation und Konvergenz zeigen Dagegen kann der häufigste Folgezustand der Arteriosclerosis cerebralis, die **Gehirnhämorrhagie,** je nach ihrem Sitze zu einer ganzen Anzahl der in den beiden ersten Kapiteln studierten Syndromen führe, zu konjugierter Ablenkung, zu Hemiplegia alternans oculomotoria oder abducento-facialis, zu Hemianopsien usw. Ähnliche Erscheinungen können auch **Thrombosen** oder **Embolien der Gehirnarterien** hervorrufen. Bei der oft ziemlich schwierigen Differentialdiagnose zwischen Hirnblutung und Hirnerweichung kann übrigens, beiläufig gesagt, gelegentlich einmal die ophthalmoskopische Untersuchung wertvolle Aufschlüsse geben; nämlich dann, wenn Netzhautblutungen, Retinitis albuminurica oder Embolie der Arteria centralis retinae zu konstatieren sind. Letzterer Befund spricht für den analogen Vorgang im Gehirne, die beiden ersteren Anomalien für Haemorrhagia cerebri.

Charakteristische Erscheinungen macht die **Thrombose des Sinus cavernosus;** nämlich Exophthalmus, Lidödem, Zyanose der Orbital- und Stirngegend, Neuralgia frontalis, Dilatation der Netzhautvenen, eventuell auch „Papilloretinitis haemorrhagica"; auch Augenmuskellähmungen kommen vor. Stauungspapille wurde auch bei **Thrombosen anderer Duralsinus** beobachtet, ist jedoch bei Kavernosusthrombose am häufigsten. Am wenigsten ist sie bei Transversusthrombose zu erwarten.

IV.

Unter den akuten Entzündungen des Gehirns, welche auch die okulären Apparate tangieren, wären zunächst gewisse Formen der **Heine-Medinschen Krankheit** zu nennen. Wir fassen unter dieser Bezeichnung Krankheitszustände zusammen, welche in stürmischer Weise den jugendlichen Organismus befallen, um sich alsbald in bestimmten Teilen des Zentralnervensystems zu lokalisieren und dort zu charakteristischen entzündlichen Herden mit anschließenden Degenerationsprozessen zu führen; ca. 90°/o dieser Fälle gehen mit rein spinalen Läsionen einher und fallen unter den Begriff der Poliomyelitis anterior acuta infantum. Fälle, bei denen aber auch Augenmuskeln, sowie Fazialis und Hypoglossus gelähmt werden, greifen natürlich über den Rahmen der Poliomyelitis hinaus in das Gebiet der Polioenzephalitis hinüber.

Eine selbständigere nosologische Einheit stellt die Wernickesche **Polioencephalitis superior haemorrhagica** dar. Bei diesem interessanten Krankheitszustand erkranken die Patienten plötzlich mit Kopfweh, Schwindel, Erbrechen, Benommenheit und Schlafsucht, und dabei entwickelt sich eine rasch fortschreitende, schließlich beinahe totale Ophthalmoplegie. Der Gang ist hochgradig ataktisch. Zittern ist fast regelmäßig, choreatische Unruhe zuweilen zu konstatieren. Das Leiden, das meistens schwere Alkoholiker mittleren Alters befällt, aber auch auf Grund von Fleischvergiftung vorkommen soll, pflegt binnen 1—2 Wochen unter zunehmender Benommenheit und Herzschwäche zum Tode zu führen. Heilungen sind selten. Bei der Obduktion findet man in der Umgebung des dritten Ventrikels und des Aquaeductus Sylvii, besonders in der Gegend der Augenmuskelkerne, eine heftige hämorrhagische Entzündung.

Reiche Beziehungen zwischen Hirnpathologie und Ophthalmologie hat das Studium der in den letzten Jahren nach langem Verschwinden wieder aufgetretenen **Encephalitis epidemica** zur Darstellung gebracht, deren bei der Wiener Epidemie von 1916 dominierende Varietät von C. v. Economo bekanntlich den Namen **Encephalitis lethargica** erhalten hat, symptomatologisch, wie auch pathologisch-anatomisch, mit der Wernickeschen Poliomyelitis superior haemorrhagica die größten Ähnlichkeiten aufweist, ätiologisch aber sich als Infektionskrankheit „sui generis" kennzeichnet, hervorgerufen durch ein „filtrierendes Virus" (Netter), auf Affen übertragbar (Economo, Wiesner). Es gibt aber auch eine Reihe von klinischen Bildern, bei denen die Schlummersucht zugunsten anderer charakteristischer Symptome zurücktritt, oder sogar ganz vermißt wird, so daß man auch die Syndrome der **Encephalitis myoclonica** und **choreatica** den lethargischen Formen an die Seite stellen mußte, gar nicht zu reden von zahlreichen Misch- und Übergangstypen (Encephalitis lethargo-myoclonica, lethargo-choreatica, Encephalomyelitis, Meningoencephalitis epidemica usw.), sowie von den häufigen rudimentären Formen, zu denen auch der sog. „Singultus epidemicus" gehört. Verschiedenheiten der speziellen Lokalisation des Entzündungsprozesses innerhalb einer Zone, die fast ausnahmslos die Basalganglien und das Mittelhirn tangiert, sind für die Gestaltung des klinischen Typus im Einzelfalle maßgebend, ja sogar auch für das Auftreten eventueller Krankheitsresiduen und Spätfolgen; z. B. entwickelt sich bei starker Affizierung des Linsenkerns (besonders seines Globus pallidus), sowie des „roten Haubenkerns" und der „Substantia nigra Soemmeringi", ungemein oft der mit Recht gefürchtete Zustand des „Parkinsonismus", d. h. eines der Paralysis agitans oder Parkinsonschen Krankheit analogen Symptomenkomplexes. Das beinahe regelmäßige Auftreten von entzündlichen Prozessen (perivaskulärer Infiltrate mit Lymphozyten, polymorphen und Plasmazellen, Myelinkugeln, Fettkörnchenzellen usw.) in der Umgebung des Aquaeductus Sylvii und der Vierhügel bringt es mit sich, daß Augensymptome bei Encephalitis epidemica, besonders aber bei der lethargischen Form, kaum je vermißt werden und häufig sogar das Initialsymptom darstellen. Es handelt sich besonders um partielle Okulomotoriuslähmungen (z. B. Ptosis, Rectus superior-, Rectus internus-Lähmung, Akkomodationslähmung) um „Blicklähmungen" und andere konjugierte Paralysen oder Paresen (beispielsweise der Augenhebung, Augensenkung und namentlich der Konvergenz), gelegentlich auch um isolierte, obwohl nukleäre Abduzenslähmungen (Bartels), wobei also, trotz der engen Nachbarschaft, das pontine Blickzentrum nicht, wie es die Regel, gleichzeitig mit dem Abduzenskern affiziert wird (s. o. Seite 14, 18). Vielleicht hängt dies damit zusammen, daß bei überlebenden Patienten die Abduzenslähmung fast ausnahmslos ausheilt, also wohl nicht allzu intensiv ist; dasselbe gilt überhaupt von allen Augenmuskellähmungen bei Encephalitis epidemica, mit Ausnahme der Konvergenzparese, die meist persistiert. Daher ist auch das Doppelsehen ein Symptom, das so gut wie alle Encephalitis lethargica-Patienten zeitweise dargeboten haben, das aber bei den Überlebenden fast immer wieder verschwindet; daß gelegentlich auch eine monokuläre Diplopie von den Patienten angegeben wird, soll nach Bartels das Korrelat einer Akkomodationslähmung sein (unscharfe Bilder für die Nähe und, bei manifest gewordener Hyperopie, auch für die Ferne). Pupillenstörungen sind häufig: doch handelt es sich dabei fast niemals um eine völlige Sphinkterlähmung. Sehr interessant und eigenartig sind die Beobachtungen von R. Cords über Konvergenzstarre der Pupillen bei erhaltener Lichtreaktion; auch das Gegenteil, also das Argyll Robertsonsche Symptom ist, wie schon erwähnt (s. o. Seite 64) bei Encephalitis epidemica nicht ganz selten zu beobachten. Eine ebenfalls von Cords studierte okuläre Muskelstörung, die zum Bilde des oben angeführten „postenzephalitischen Parkinsonismus" gehört, ist die auffallende Bewegungsarmut der Augenmuskeln, die, trotz erhaltenen Bewegungsvermögens auf willkürliche, reflektorische und psychoreflektorische Impulse nicht ansprechen, was zum „maskenartigen Gesichtsausdruck" dieser Patienten beiträgt. Dieses Symptom scheint auf Läsionen der Stammganglien und der mit ihnen verknüpften Zell- und Faserkomplexe des Mittelhirns zu beruhen. Mit der Erwähnung des häufigeren Rucknystagmus und des selteneren Schüttelnystagmus dürften die okulären Motilitätsstörungen der Encephalitis epidemica erledigt sein, hinter welchen die Opticus-Anomalien an Häufigkeit ganz gewaltig zurücktreten, es handelt sich dabei am ehesten noch um retrobulbäre Neuritis optica worüber Economo zuerst berichtete, und wovon ich unter einer Gesamtzahl von 98 Patienten mit epidemischer Encephalitis 3 Fälle vermerkt habe; doch ist auch Stauungspapille von einwandfreien Beobachtern (Löhlein, Dumolard, Aubry, Toulant u. a.) hier und da festgestellt worden, allerdings in nicht sehr hochgradiger Ausbildung.

Den akuten Ophthalmoplegien stellen wir die **Ophthalmoplegia chronica progressiva** von Graefe gegenüber, die man auch als die „obere Bulbärparalyse" bezeichnet, weil sie, abgesehen von der frontaleren Lokalisation ihrer Läsionen, ein Analogon zur gewöhnlichen progressiven Bulbärparalyse darstellt, mit der sie sich auch kombinieren kann. Es handelt sich um eine unaufhaltsam fortschreitende allmähliche atrophische Lähmung der verschiedenen Augenmuskeln infolge Entartung ihrer Kerngebiete im Hirnstamme, welche natürlich das Leben nicht bedroht, solange keine Kombination mit Glossopharyngolabialparalyse stattfindet. Von derjenigen progressiven Ophthalmoplegie, die ein selbständiges, primärdegeneratives Leiden darstellt, müssen selbstverständlich die schon erwähnten Formen auseinandergehalten werden, die bei Hirnlues, Tabes, Paralyse und multipler Sklerose vorkommen.

Eine reichliche Ausbeute okulärer Begleiterscheinungen liefert das weite Gebiet der **Mißbildungen** und der **angeborenen oder frühzeitig erworbenen Defektzustände des Gehirns.**

Der **Hydrocephalus congenitus** hat eigenartige morphologische Rückwirkungen auf das Auge. Das Orbitaldach ist so stark in die Augenhöhle herabgedrückt, daß man es zuweilen palpieren kann; es drängt den Bulbus nach unten und vorne. Das Oberlid kann diesen letzteren infolgedessen nur unvollständig decken, ein großes Stück Sklera liegt beständig zutage. Dafür reicht die Palpebra inferior zu weit herauf, oft bis über den Äquator des Augapfels, und die über den Unterlidsaum emportauchende obere Hornhautpartie ergibt das Bild der „aufgehenden Sonne“ (siehe Fig. 52). Ob, wie Henoch meint. auch Lähmungen der Musculi recti superiores im Spiele sind, ist fraglich. — Die Pupillen sind wohl meistens erweitert und lichtstarr, doch kommen auch Verengerung und normale Reaktion vor; Anisokorie ist dagegen ein außergewöhnliches Symptom. — Der Optikus ist zuweilen (aber viel seltener als man es erwarten sollte!) der Sitz einer Stauungspapille bzw. konsekutiver Atrophie. — Nystagmus ist häufig, in der Regel langsam und horizontal; halbseitigen Nystagmus sah Ibrahim. Auch Strabismus (meistens convergens) ist oft zu konstatieren.

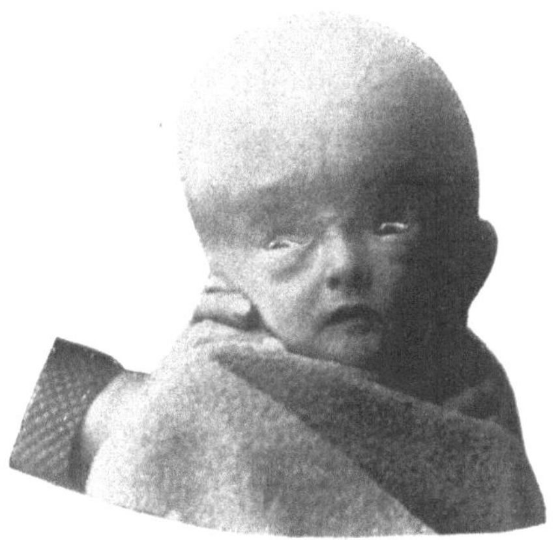

Fig. 52. Hydrocephalus congenitus.
(Aus: Bing, Lehrbuch der Nervenkrankheiten. II. Aufl. Berlin-Wien. Urban u. Schwarzenberg 1921.)

Der **nichtangeborene Hydrozephalus des Kindesalters** ist am häufigsten meningitischen Ursprungs, was sich klinisch durch das akute Einsetzen mit Fieber, Nackenstarre und Krämpfen kundgeben kann. Bei ganz jungen Kindern ist der Symptomenkomplex demjenigen des kongenitalen Wasserkopfes identisch; nur bei Kindern jenseits des zweiten Lebensjahres bedingt die bereits eingetretene feste Verwachsung von Nähten und Fontanellen ein vom Hydrocephalus congenitus deutlich abweichendes Krankheitsbild. In der Regel reagiert der Schädel auf die Drucksteigerung in seinem Innern mit abnorm raschem Wachstum, doch werden so monströse Dimensionen wie bei Wasserköpfen der ersten Lebensperiode auch nicht annähernd erreicht und ebensowenig kommt die typische Augenstellung zustande. Um so intensiver machen sich dafür die Wirkungen der intrakraniellen Drucksteigerung geltend, also auch Stauungspapille und Sehnervenatrophie.

Die als **„Turmschädel“ = „Caput turritum“** bekannte angeborene Kopfanomalie (welche mit der „Akrozephalie“ von Lucae, der „Oxyzephalie“ von Virchow und dem „Thersiteskopf“ von Hamy identisch ist) darf nicht mit dem echten Hydrozephalus verwechselt werden.

Sie kombiniert sich fast nie mit Idiotie, dagegen gelegentlich mit Exophthalmus, Strabismus, oft auch mit Erblindung durch Optikusatrophie, worauf von Hirschberg-Grunmach u. a. hingewiesen wurde, und welcher die sog. „Kanaloperation" nach Schloffer (Entfernung des Daches des knöchernen Canalis opticus) soll vorbeugen können. Neuerdings wird übrigens ein Zusammenhang zwischen Hydrozephalus und Turmschädel von Meltzer und Bertolotti verfochten; nach diesen Autoren wäre die Schädeldeformität die Reaktion rachitiskranker Schädelknochen auf einen mäßigen hydrozephalischen Druck (siehe Fig. 53). Demgegenüber konnte von Oppenheim in einem Falle der Turmschädel sicher auf Geburtstrauma bei Beckenenge bezogen werden. Im Röntgenbild ist der Turmschädel durch die außerordentlich starke Ausprägung der Impressiones digitatae auf der Innenseite des Schädeldaches, besonders im Bereiche der Stirn, ausgezeichnet.

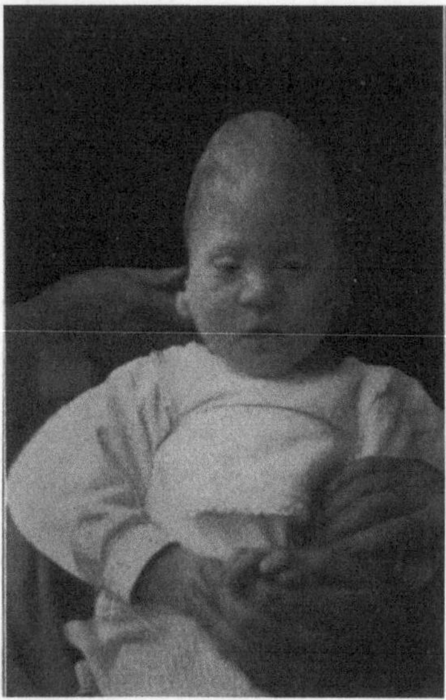

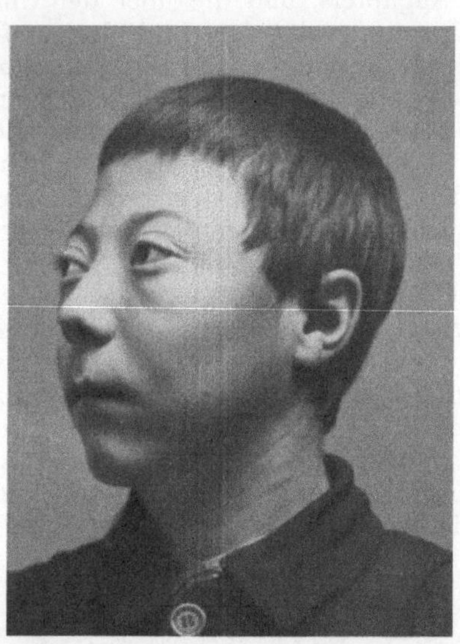

Fig. 53. Turmschädel mit Strabismus convergens.

Fig. 54. Turmschädel mit Protrusio bulbi und „Kaninchenprofil".

Auf die fast regelmäßige Kombination mit adenoiden Vegetationen hat Bertolotti aufmerksam gemacht. Mehr als die Hälfte der Individuen mit Caput turritum zeigen eine starke Protrusion der Augäpfel nebst Vorspringen von Nase und Oberkiefer, was ihrem Profil etwas Kaninchenartiges verleiht (siehe Fig. 54); selten dagegen ist die Konkavität der Nasenwurzelgegend (siehe Fig. 55).

Eine erst neuerdings bekannt gewordene hereditärfamiliäre Schädelkrankheit, die mit Exophthalmus, Strabismus divergens und Optikusläsionen einhergeht, ist die **„kraniofaziale Dysostose"** von Crouzon und Châtelin. Das Leiden setzt einige Monate nach der Geburt ein und führt, abgesehen von den okulären Symptomen, zu einer charakteristischen Verbildung von Schädeldach und Gesicht: höckerartige Prominenz der vorderen Fontanellenregion, Brachyzephalie, Prognathie, Verbreiterung der Nasenwurzel, „Papageiennase". Das Röntgenbild zeigt unter anderem: Knochenverdünnung, kammförmige Unregelmäßigkeiten der Tabula interna,

prämature Synostosen, Kyphose der Schädelbasis, Verflachung der hinteren
Schädelgrube. Die Optikusatrophie kann gelegentlich bis zur Erblindung
fortschreiten.

Pathogenetisch nicht ganz einheitlich sind diejenigen Defekte im Bereiche
der Augenmuskelnerven, für deren Zusammenfassung unter der Bezeichnung
„infantiler Kernschwund“ im Jahre 1892 Möbius eingetreten ist. Denn
schon bald darauf zeigte Kunn, daß dabei zwei Gruppen zu unterscheiden
sind, nämlich: 1. Agenesien der Ursprungskerne von Augenmuskelnerven,
und 2. frühzeitige Atrophien dieser letzteren. Es dürfte übrigens auch
für die frühzeitige Atrophie ein kongenitales Manko die Vorbedingung sein.

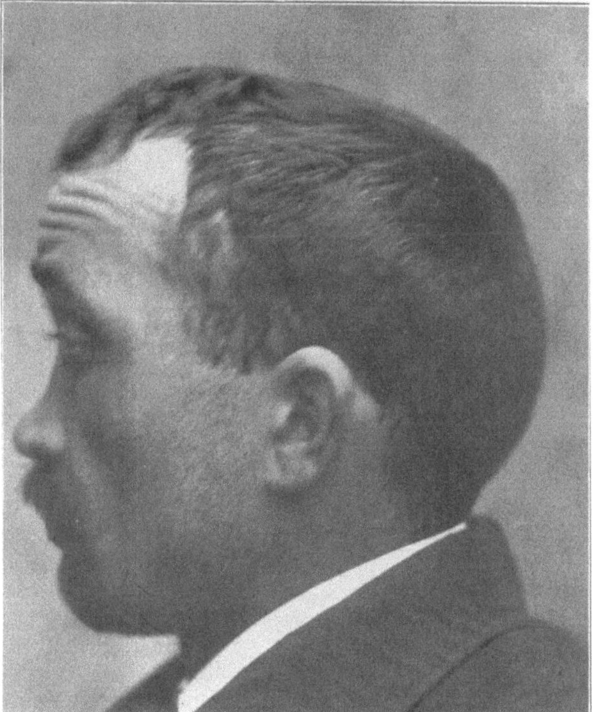

Fig. 55. Turmschädel mit partieller Optikusatrophie.

Die kongenitalen Defekte betreffen weitaus am häufigsten äußere Augenmuskelnerven, namentlich den Levator palpebrae superioris. Das Krankheitsbild der „kongenitalen Ptosis“ (ein- oder doppelseitig) kommt besonders oft
zur Beobachtung. Es kann auch durch Defekt der pontinen Blickzentren
eine angeborene Aufhebung der Seitwärtsbewegungen der Augen bedingt
sein, die sog. „kongenitale Pleuroplegie“ von Schapringer. Ferner
kommen vor: totale Ophthalmoplegia externa, Abduzenslähmung, Rectus
superior-Lähmung, einzeln oder kombiniert, unilateral oder bilateral, symmetrisch oder unsymmetrisch. Häufig ist die Kombination mit Astigmatismus,
Amblyopie, Mikrophthalmus, Epikanthus, Coloboma iridis. Anatomische
Untersuchungen von Heubner, Siemerling, Dejerine, Gauckler,
Roussy u. a. haben die totale und partielle Agenesie der in Betracht
kommenden motorischen Kerngebiete nachzuweisen vermocht; doch können

auch bei normal angelegten Kernen kongenitale Augenmuskeldefekte sich in Krankheitsbildern äußern, die klinisch von denjenigen der Kerndefekte nicht zu trennen sind (Neurath). Ferner hat Bartels darauf hingewiesen, daß Blutungen in die Augenmuskelkerne infolge von Geburtstraumen angeborene Defekte vortäuschen können (siehe Fig. 56 und 57).

Daß bei den **infantilen Zerebrallähmungen** und bei den **enzephalopathischen Idiotien** Strabismus äußerst häufig zu finden ist, daß dabei ferner die obenerwähnten okulären Stigmata degenerationis nicht selten vorgefunden werden, ist so bekannt, daß ich darauf nicht näher einzugehen brauche. Eine Sonderstellung nimmt aber die **amaurotische Idiotie** ein, ein exquisit familiäres Leiden, das 1887 vom New-Yorker Neurologen Sachs in seiner klinischen Eigenart erkannt wurde, nachdem 6 Jahre vorher der englische Ophthalmologe Warren Tay die für die Affektion pathognomonische Veränderung des Augenhintergrundes als erster gesehen und beschrieben hatte. Es betrifft so gut wie ausschließlich Kinder von polnisch-jüdischer Abstammung.

In typischen Fällen verfällt der bis dahin normale Säugling einem zunehmendem Torpor, bis er schließlich fast dauernd in völliger Apathie und Regungslosigkeit daliegt, wobei aber Atmung, Herzschlag und Nahrungsaufnahme zunächst noch ungestört sind. Die ganze Muskulatur ist anfangs erschlafft, später aber treten spastische Erscheinungen auf, zunächst anfallsweise, später in Form einer kontinuierlichen Rigidität. Zuletzt leidet auch die Nahrungsaufnahme, und das Kind stirbt vor Ablauf des zweiten Lebensjahres.

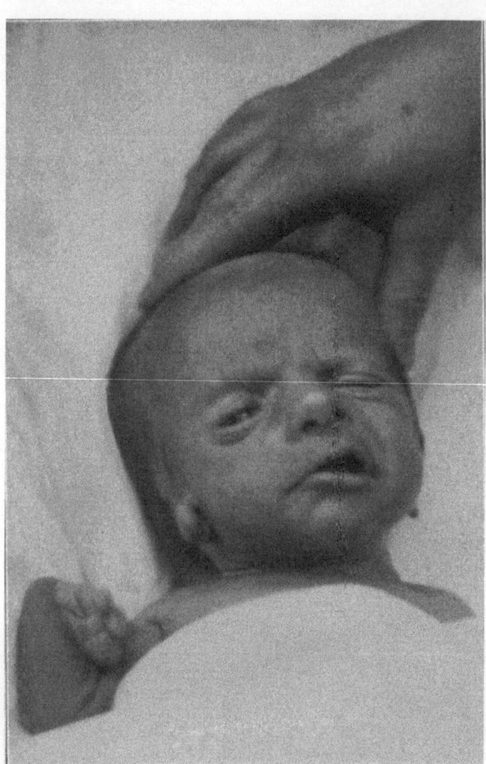

Fig. 56. Kongenitaler Lagophthalmus durch Fazialisdefekt. Überdies schwere Mißbildungen an Hand und Ohr.

Parallel mit den progressiven psychischen und motorischen Störungen geht die Erblindung an einer eigentümlichen Veränderung des Augenhintergrundes einher. Schon in den Initialstadien des Leidens bemerkt man, daß der Säugling zwar durch Lichteinfall in seine Augen zu gewissen Reaktionen angeregt werden kann, seinen Blick jedoch der Lichtquelle nicht mehr exakt zuwendet; die Pupillenreflexe werden träge und erlöschen im Verlaufe des Leidens schließlich ganz. Die ophthalmoskopische Untersuchung deckt eine schon im Frühstadium äusserst deutliche Veränderung der Macula lutea auf: es handelt sich um eine, an beiden Fundus symmetrisch ausgeprägte, hofartig den gelben Fleck umgehende, das Kaliber der Papilla nervi optici nur wenig überschreitende Trübung der Retina. Sie ist von grauweißem, gelblichweißem, bläulichweißem, zuweilen auch porzellanweißem Kolorit, und trägt in ihrem Zentrum einen kleinen kirschroten Punkt (siehe Fig. 58). Im Verlaufe der Erkrankung kommt es dann noch zu einer zunehmenden Abblassung des Sehnerven, die schließlich in totale Optikusatrophie ausgeht. Beim erblindeten Kinde tritt dann häufig Nystagmus auf; auch Strabismus ist zuweilen beobachtet worden.

Die pathologische Anatomie der Tay-Sachsschen Krankheit ist sehr genau bekannt. Die gesamte graue Substanz des Gehirns und Rückenmarks zeigt eine fortschreitende Entartung aller Nervenzellen, die sich auf Grund einer angeborenen Minderwertigkeit des Zentralnervensystems (gekennzeichnet durch die primitive, affenartige Zytoarchitektonik der Großhirnrinde) entwickelt, wie neuerdings nachgewiesen wurde. Auch die Retinazellen der Makula und ihrer Umgebung sind vom Entartungsprozesse ergriffen, wodurch sie undurchsichtig werden: daher der weiße Kreis um die Fovea centralis. Nur in letzterer selbst (wo bekanntlich, keine Ganglienzellen sich finden), scheint die Chorioidea nach wie vor durch und imponiert durch Kontrastwirkung als Tays „cherry-red spot".

Nun gibt es freilich eine Reihe von Krankheitszuständen, die trotz der sehr ausgesprochenen Kriterien des familiären Auftretens und der simultanen Erblindung und Verblödung von der echten Tay-Sachsschen Krankheit abgetrennt werden müssen. Zunächst Fälle, die bei sonst ziemlich übereinstimmendem klinischen Bilde und Krankheitsverlaufe, namentlich aber auch bei analogem Beginn in der frühesten Kindheit, die pathognomonische Makulaveränderung vermissen lassen; zudem sind nur $^1/_3$ dieser Patienten ostjüdischer Abstammung. Freilich traf für eine meiner Beobachtungen, bei der die im Alter von zirka 1 Jahr einsetzende Verblödung und allgemeine Starre, bemerkenswerterweise mit Erblindung durch infantiles Glaukom einherging, obige Rassenzugehörigkeit auch zu. — Viel weiter entfernen sich aber von der Tay-Sachsschen Affektion diejenigen familiären Fälle von progressiver Verblödung und Amaurose verbunden mit spastischen Phänomenen, die Spielmeyer und Vogt als die Spätform der „Amaurotic family idiocy" bezeichnet haben. Dies mit Unrecht — denn es handelt sich dabei um die Kombination der in späterer Kindheit in die Erscheinung tretenden familiären spastischen Diplegien mit gleichzeitiger epileptischer Demenz und einer auf verschiedener Grundlage (z. B. auf Optikusatrophie oder Retinitis pigmentosa) beruhenden Erblindung. Bei diesen Formen macht sich irgendeine „Rassenauslese" nicht bemerkbar.

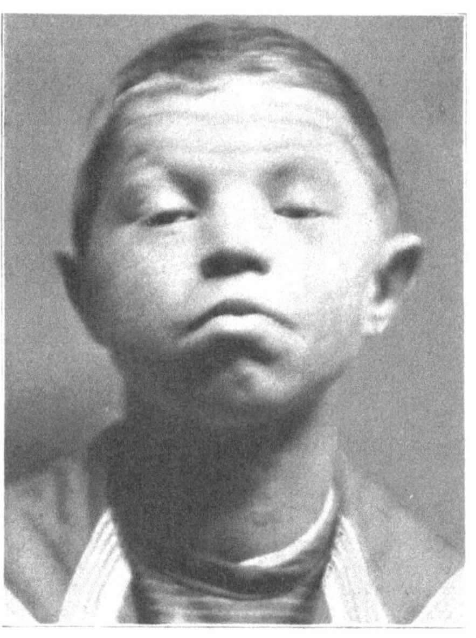

Fig. 57. Kongenitale Ptosis. Die Lidspalte wird durch andauernde Kontraktion des Frontalis etwas offen gehalten. Sonstige Mißbildungen bei diesem Patienten: dreifache Zahnreihe, ogivaler Gaumen, Ohrläppchenverwachsung, exzentrische Pupillen, Naevi vasculosi.

Bevor wir die Idiotien verlassen, sei noch erwähnt, daß im Bilde der sog. **„mongoloiden Idiotie“** die schiefen Schlitzaugen mit Epikanthus, mit gerötetem Lidrande und ohne Wimpern, dagegen mit starken Brauen eine prägnante Rolle spielen (siehe Fig. 59).

Bei der **Epilepsie,** an deren Natur als eine organische Gehirnerkrankung und nicht als eine „Neurose“ heute kein Einsichtiger mehr zweifelt, kommt okulären Symptomen keine wesentliche Bedeutung zu. Ich möchte jedoch die sog. „optische Aura“ nicht unerwähnt lassen, die gelegentlich dem epileptischen Anfall vorausgeht. Der Kranke nimmt plötzlich dunkle Flecken, positive Skotome, im Gesichtsfelde wahr, oder im Gegenteile Flammen, Blitze, Funken, Feuerkugeln, oder er sieht alles in einer bestimmten Farbe (gewöhnlich rot), was man als „vision colorée“ beschrieben hat, oder aber in

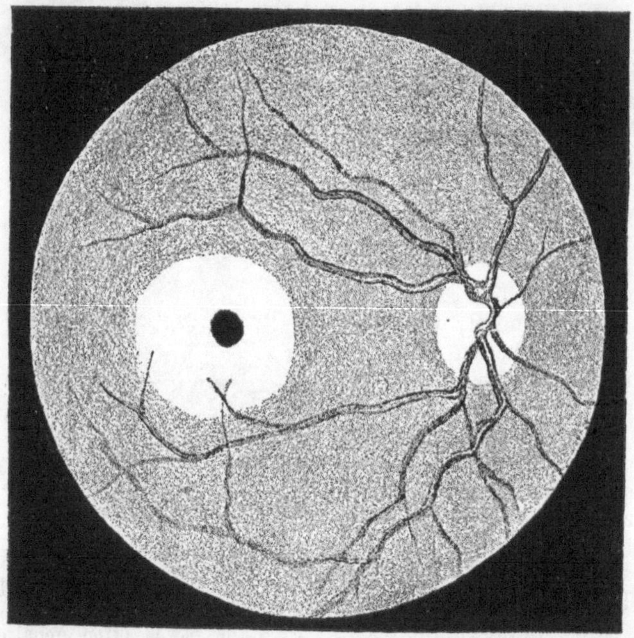

Fig. 58. Augenhintergrund bei amaurotischer Idiotie. (Nach S a c h s.)

verändertem Maßstabe — Makropsie und Mikropsie. Im Anfalle selbst sind zunächst (d. h. während des tonischen Stadiums) die Augen entweder starr vorwärts oder unter fest geschlossenen Lidern nach oben gerichtet, die Pupillen gewöhnlich verengt und reaktionslos; erst im zweiten, klonischen Stadium des Anfalls pflegen sie sich maximal zu erweitern. Hier kommt es auch zuweilen zu kleinen Blutaustritten in die Conjunctivae. Selten sind nach dem Anfalle zurückbleibende, aber nach 1—2 Tagen wieder verschwindende Augenmuskelparesen, ein „postparoxysmaler Strabismus“, noch viel seltener die transitorische „postepileptische Blindheit“.

Diese anfallsweise auftretenden Augensymptome der Epilepsie leiten uns zu denjenigen über, die bei verschiedenen Abarten der **Migräne** vorkommen, und mit deren Besprechung diese Ausführungen ihren Abschluß finden sollen. Die Migräneanfälle beruhen auf Gefäßkrämpfen im Gehirn; wo diese Gefäßkrämpfe in besonders starkem Maße optische Zentren befallen,

kommt es zu der von Charcot und Féré isolierten „Migraine ophtalmique". Eine der häufigsten Verlaufsformen dieser Augenmigräne ist
folgende: der Kranke hat plötzlich eine eigenartige Lichtempfindung, indem
entweder Flammen, Funken und Blitze vor seinen Augen sich bewegen,
oder aber, unter Verdunkelung der zentralen Partien des Gesichtsfeldes, in
dessen Peripherie leuchtende Zacken auftauchen, die bald auseinanderrücken,
bald sich einander nähern, bald zahnradartig rotieren, bald zu erlöschen
scheinen, bald in allen Farben des Regenbogens schillern, jedoch die Wahrnehmung der umgebenden Objekte zunächst nicht unmöglich machen. Man
spricht von „Scotoma scintil-
lans", „Flimmerskotom", oder
auch von „Teichopsie" ($\tau\varepsilon\tilde{\iota}\chi o\varsigma$
== der Wall), weil die Zacken-
figuren an den Plan einer Zita-
delle nach Vaubans Manier
erinnern.

Die Lichterscheinungen,
die meistens nur eine Hälfte
des Gesichtsfeldes einnehmen,
verschwinden nach einigen Mi-
nuten, um gewöhnlich einer
transitorischen Hemianopsie,
eventuell auch einer vorüber-
gehenden Amaurose Platz zu
machen, woran sich dann der
gewöhnlich sehr heftige Halb-
seitenkopfschmerz, der Brech-
reiz, die Hinfälligkeit, kurz:
die gewöhnlichen Migräne-
symptome anschließen. Der
Psychiater Jolly und der
Astronom Airy haben sehr
gute Schilderungen und Abbildungen ihrer eigenen Augen-
migräneanfälle und Flimmers-
kotome geliefert. Die „Migraine
ophtalmique" kann auch ohne
die geschilderten entoptischen
Erscheinungen mit bloßer pas-
sagerer Hemianopsie oder
„Amaurosis fugax" einsetzen.
Einer meiner Patienten, ein

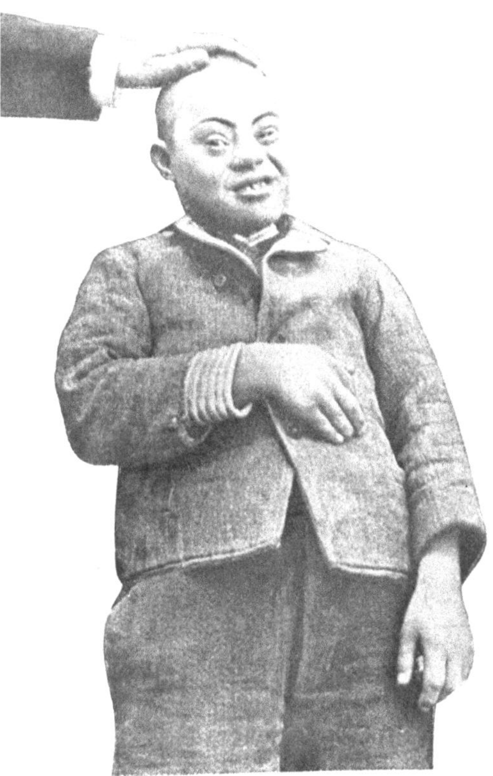

Fig. 59. Mongoloide Idiotie.
(Aus: Bing, Lehrbuch der Nervenkrankheiten. II. Aufl.
Wien-Berlin. Urban u. Schwarzenberg 1921.)

Realschüler, bemerkte z. B. in der Schule das Eintreten der Hemianopsie
daran, daß er plötzlich statt der beiden Wandtafeln nur noch die linke
sah; gleich darauf schliefen ihm die rechte Hand und die rechte Zungen-
hälfte ein und es trat der linksseitige Stirnschmerz auf. — Ausnahmsweise
können auch die okulären Symptome, statt, wie in der Regel, beide, ausnahmsweise nur das eine Auge betreffen. Endlich ist in gewissen Fällen,
die Piorry als „Migraine irienne" bezeichnet hat, eine intensive Druckempfindlichkeit des einen Auges zu konstatieren. Antonelli und Siegrist
haben während des Anfalles von Hemicrania ophthalmica einen Krampf der
Retinagefäße ophthalmoskopisch festzustellen vermocht. — Nach wiederholten Anfällen sind in vereinzelten Fällen persistierende Hemianopsien

oder kleinere Gesichtsfelddefekte beschrieben worden; es handelte sich meistens um ältere Patienten.

Wie die Augenmigräne das Sehorgan selbst, so zieht die ophthalmoplegische Migräne, die Möbius als „periodische Oculomotoriuslähmung" bezeichnet hat, dessen Muskulatur in Mitleidenschaft. Der Anfall beginnt wie eine Hemicrania simplex, die sich jedoch in der Regel durch große Heftigkeit und lange Dauer — bis zu 14 Tagen! — auszeichnet, geht aber dann in eine (meist totale, doch auf die verschiedenen Muskelästchen unregelmäßig verteilte) Okulomotoriuslähmung über. Letztere ist der Seite des Kopfschmerzes homolateral und hält gewöhnlich mehrere Wochen lang an, während der Schmerz mit dem Auftreten der Ophthalmoplegie zu verschwinden pflegt. Trochlearis und Abduzens sind nur selten mitbetroffen.

Literatur.

(Auswahl.)

Bach, L., Experimentelle Untersuchungen und Studien über den Verlauf der Pupillar- und Sehfasern, nebst Erläuterungen über die Physiologie und Pathologie der Pupillarbewegungen. Deutsche Zeitschr. f. Nervenheilk. XVII. 1900.

Derselbe, Die pathologische Anatomie der reflektorischen Pupillenstarre. Zeitschr. f. Augenheilk. XV. 1906.

Derselbe, Pupillenlehre. Berlin. Karger 1908.

Derselbe und Knapp, P., Krankheiten des Auges im Zusammenhange mit der inneren Medizin. Handbuch der inneren Medizin, herausgegeben von Mohr und Staehelin. Bd. VI. Berlin. Springer 1919.

Behr, C., Zur Klinik der pathologischen Mitbewegungen der Pupille. Klin. Monatsbl. f. Augenheilkunde. Bd. LXVII. Oktober 1921.

Derselbe, Über die tonische Konvergenzreaktion scheinbar lichtstarrer Pupillen. Klin. Monatsbl. f. Augenheilkunde. Bd. LXVI. Juni 1921.

Bernheimer, St., Die Innervation der vom Okulomotorius versorgten Muskeln. Arch. f. Ophth. XLIV. 1897.

Derselbe, Die Reflexbahnen der Pupillarreaktion. Arch. f. Ophth. XLVII. 1998.

Derselbe, Die Wurzelgebiete der Augennerven, ihre Verbindungen und ihr Anschluß an die Gehirnrinde. Graefe-Saemischs Handbuch der ges. Augenheilk. 2. Aufl. Bd. I. I. Teil. Leipzig. Engelmann 1910.

Bielschowsky, A., Bemerkungen über eine abnorme Mitbewegung der Pupille. Klin. Monatsblätter f. Augenheilkunde. Bd. LXVIII. Jan./Febr. 1922.

Bing, R., Kompendium der topischen Gehirn- und Rückenmarksdiagnostik. 5. Aufl. Berlin-Wien. Urban u. Schwarzenberg 1922.

Derselbe, Lehrbuch der Nervenkrankheiten. Berlin-Wien. Urban u. Schwarzenberg. 2. Aufl. 1921.

Bumke, O., Die Pupillenstörungen bei Geistes- und Nervenkrankheiten (Physiologie und Pathologie der Irisbewegungen). 2. Aufl. Jena. Fischer 1911.

Chatelin, Ch. et de Martel, T., Blessures du crâne et du cerveau. Paris. Masson et Cie. 1917.

Cords, R., Die Augensymptome bei Encephalitis lethargica. Zentralbl. f. d. ges. Ophthalmologie. Bd. V. H. 5. 1920.

Derselbe, Die myostatische Starre der Augen. Klin. Monatsblätter f. Augenheilkunde. Bd. LXVI. Januar 1921.

Corning, H. K., Lehrbuch der topographischen Anatomie. 3. Aufl. Wiesbaden. Bergmann 1911.

Dejerine, J., Sémiologie du système nerveux. Traité de Pathologie générale de Bouchard. Tome V. Paris. Masson 1901.

Dufour, M., Sur la vision nulle dans l'hémiopie. Revue médicale de la Suisse romande. 1889.

Edinger, L., Vorlesungen über den Bau der nervösen Zentralorgane. 8. Aufl. Bd. I. Leipzig. Vogel 1911.

Erb, W., Krankheiten des Rückenmarks und des verlängerten Marks. Handb. d. spez. Pathologie und Therapie. Herausg. v. Ziemssen. Bd. XI. 2. Teil. Leipzig. Vogel 1878.

Fuchs, E., Lehrbuch der Augenheilkunde. 12. Aufl. Leipzig-Wien. Deuticke 1910.

Guillaume, A., Le sympathique et les systèmes associés. Paris. Masson et Cie. 1921.

Heddaeus, Semiologie der Pupillarbewegung. Graefe-Saemischs Handbuch der ges. Augenheilkunde. 2. Aufl. Bd. IV. I. Teil. Leipzig. Engelmann 1904.

Henschen, S. E., Zentrale Sehstörungen. Handbuch der Neurologie. Herausg. von Lewandowsky. Bd. I. 2. Teil. Berlin. Springer 1910.

Hess, C., Untersuchungen über die Ausdehnung des pupillomotorisch wirksamen Be-
    zirkes der Netzhaut und über die pupillomotorischen Aufnahmeorgane. Arch. f.
    Augenheilkunde. LVIII. 1907.
Derselbe, Untersuchungen zur Physiologie und Pathologie des Pupillenspiels. Arch.
    f. Augenheilkunde. LX. 1908.
Inouyé, T., Die Sehstörungen bei Schußverletzungen der kortikalen Sehsphäre. Leipzig.
    Engelmann 1909.
Knapp, P., Zusammenhang von Augenleiden mit anderen Erkrankungen. Basel.
    B. Schwabe & Co. 1920.
Knoblauch, A., Klinik und Atlas der chronischen Krankheiten des Zentralnerven-
    systems. Berlin. Springer 1909.
Köllner, H., Der Augenhintergrund bei Allgemeinerkrankungen. Berlin. Springer
    1920.
Kopp, J., Ein Fall von Porencephalo-Hydrocephalia usw. Eine klinische Studie über
    traumatische Porenzephalie und Hydrozephalie. Deutsche Zeitschr. f. Chir. CXVI.
    1912.
Löhlein, W., Die Beziehungen des Auges zu den inneren Krankheiten. Spez. Patho-
    logie und Therapie. Herausg. von Kraus u. Brugsch. Bd. IX. I. Teil. Berlin-
    Wien. Urban u. Schwarzenberg 1922.
Lister and Holmes, Disturbances in vision from cerebral lesions. Proc. Royal Soc.
    Sect. on Ophthalmology. March 22. 1916.
Lutz, A., Alternating hemiplegia. Archives of Neurol. and Psychiatry. Vol. V. Febr.
    1921.
Minkowski, M., Experimentelle Untersuchungen über die Beziehungen der Großhirn-
    rinde und der Netzhaut zu den primären optischen Zentren. Arbeiten aus dem
    hirnanatom. Institut Zürich VII. 1913.
Moeli, C., Über die reflektorische Pupillenstarre bei der progressiven Paralyse. Arch.
    f. Psych. XVIII. 1887.
v. Monakow, C., Gehirnpathologie. 2. Aufl. Wien. Hölder 1905.
Derselbe, Theoretische Betrachtungen über die Lokalisation im Zentralnervensystem,
    insbesondere im Großhirn. Ergebnisse d. Physiol. Herausg. von Asher u. Spiro.
    XIII. 1913.
Oppenheim, H., Lehrbuch der Nervenkrankheiten. 5. Aufl. Berlin. Karger 1908.
Prévost, J. L., De la déviation conjuguée des yeux. Thèse de Paris 1868.
Redlich, E. und Bonvicini, G., Über das Fehlen der Wahrnehmung der eigenen
    Blindheit bei Hirnkrankheiten. Leipzig-Wien. Deuticke 1908.
Robertson, A., On the physiology of the iris. Lancet. I. 1870.
Rossi, O., Lesioni del sistema nervoso da traumi di guerra. Sassari. Tip. operaia 1921.
Schieck, F., Die Genese der Stauungspapille. Wiesbaden. Bergmann 1910.
Schmidt-Rimpler, Die Erkrankungen des Auges im Zusammenhang mit anderen
    Krankheiten. Wien. Hölder 1899.
Schwarz, O., Die Bedeutung der Augenstörungen für die Diagnose der Hirn- und
    Rückenmarkskrankheiten. Berlin. Karger 1898.
Siemerling, E. und Oppenheim, H., Beitrag zur Pathologie der Tabes. Arch. f.
    Psych. XVIII. 1887.
Uhthoff, Die Augenveränderungen bei Vergiftungen und Erkrankungen des Nerven-
    systems und des Gehirns. Graefe-Saemischs Handb. der ges. Augenheilkunde.
    2. Aufl. Bd. XI. Leipzig. Engelmann 1904.
Villiger, E., Gehirn und Rückenmark. 3. Aufl. Leipzig. Engelmann 1912.
Vogt, A. und Knüsel, O., Die Purtschersche Fernschädigung der Netzhaut durch
    Schädeltrauma. Klin. Monatsbl. f. Augenheilkunde. Bd. LXVII. Nov./Dez. 1921.
Wernicke, C., Gesammelte Aufsätze. Berlin. Fischer-Kornfeld 1893.
Wilbrand, H. und Saenger, A., Die Neurologie des Auges. Wiesbaden. Bergmann
    1899—1912.
Dieselben, Die Verletzungen der Sehbahnen des Gehirns mit besonderer Berück-
    sichtigung der Kriegsverletzungen. Wiesbaden. Bergmann 1918.
Wolff, G., Zur Frage der Lokalisation der reflektorischen Pupillenstarre. Deutsche
    Zeitschr. f. Nervenheilkunde. XXI. 1901.

Sachregister.